우리에게 수학이 왜 필요할까요?

고호경(아주대학교)

1 │ 시대가 변했습니다.

우리나라는 급격하게 고령화가 진행되고 있습니다.
세계적으로 할머니·할아버지 인구는 급격히 증가하고 있으며, 특히 우리나라는 유례를 찾기 어려울 만큼 급격하게 고령화가 진행되고 있습니다(Korea Ministry of Health and Welfare Statistics, 2008, WHO, 2004). 통계청(2001)에 따르면 이미 우리나라는 2000년에 65세 이상 인구가 전체 인구의 7%를 넘어서면서 노령화 사회에 들어섰고, 2019년에는 14%, 2026년에는 20%를 상회할 것으로 예상된다고 합니다.

노년계층에 대한 복지시설 및 환경 그리고 교육 활동을 준비해야 합니다.
우리나라는 급진적인 산업화와 그 성공으로, 그 어느 나라보다 빠르게 고속 성장을 해왔습니다. 그로 인해 생활수준의 향상과 의료 기술의 발달로 노년계층의 팽창을 가져왔고, 여기에 출산율의 저조가 더해져 고령 사회에 보다 빠르게 들어섰습니다. 그 결과 우리나라는 사회 활동 인구에 비해 높은 비율을 차지하고 있는 노년계층에 대한 복지시설 및 환경 그리고 교육 활동을 준비해야 할 상황에 놓여 있습니다.

할머니·할아버지의 인지장애(치매)를 줄이기 위한 개인적·사회적 노력은 선택이 아니라 필수입니다.
인구 구조의 노령화에 따라 여러 할머니·할아버지 관련 질환도 상대적으로 증가하는데, 가장 중요한 질환 중의 하나가 인지장애(치매)입니다(Park et al, 2008; 매희준, 2003 재인용). 이제는 인지장애(치매)와 같은 할머니·할아버지의 건강 문제는 할머니·할아버지 자신의 문제라기보다는 사회의 문제로 대두되고 있는 실정입니다. 따라서 할머니·할아버지의 인지장애(치매)를 줄이기 위한 개인적·사회적 노력은 선택이 아니라 필수라고 볼 수 있습니다.(이윤로, 2000).
나이 먹음을 통해 우리는 노화라는 생물학적이고 감정적이며 사회적으로 거부하기 어려운 변화를 겪게 됩니다. 그러나 이러한 노화를 단순히 퇴행하는 것으로써 다가오는 변화로 어쩔 수 없다는 소극적이고 부정적인 자세가 아닌, 보다 발전적인 의미로써의 노화에 대해 보다 적극적이고 긍정적인 자세를 취해야 할 때입니다.

2 | 학생들만 학생? *No! No!*
이제는 할머니·할아버지도 학생일 수 있습니다.

할머니·할아버지 교육의 중요성이 나날이 증대되고 있습니다.
앞에서 언급하였듯이, 할머니·할아버지 교육의 중요성이 나날이 증대되고 있는 이 시점에서 할머니·할아버지의 지적 욕구와 신체적, 정신적으로 건강한 삶을 위한 프로그램으로써의 역할을 하는 자료를 개발하고 보급하는 일은, 노년기에 질적으로 성공적인 삶을 향유하기 위하여 매우 필요한 일이라고 할 수 있습니다. 성공적인 노화의 기준은 자신의 생활 중 몇 가지 일에 열중할 수 있고, 긍정적인 자아 개념을 지니며, 행복하다는 감정을 갖는 것이라고 말합니다. 할머니·할아버지에 대한 교육은 이러한 긍정적 자아 개념 형성을 돕고 노년기 삶의 질을 향상 시켜주려는 의도에서 개발 및 진행되어야 한다고 합니다(Havighurst, 1972). 이미 노화의 속도를 늦추기 위하여 또한 안녕감을 목적으로 노화 방지를 위한 생물학적 접근이 이루어지고 있을 뿐만 아니라, 다양한 영역에서 할머니·할아버지들을 대상으로 하는 교육 활동이 이루어지고 있습니다.

그러나 우리나라에서 할머니·할아버지 교육이 실시된 지 벌써 30여 년이 지났으나, 현재까지 주로 복지 차원에서 시행되고 있으며, 교육 내용도 할머니·할아버지 복지 서비스 관점에서 이루어지고 있는 실정입니다. 현재의 할머니·할아버지 교육이 할머니·할아버지의 지적 욕구와 잠재력을 개발하기 위한 프로그램으로써의 역할을 하는 교육의 장이라기보다는, 여가 시간을 보낼 곳으로써의 역할에 치중하고 있다고 볼 수 있기 때문입니다(권두승·조아미, 2001).

우리 사회는 할머니·할아버지 학습자 개개인의 수준과 필요에 맞는 개별화된 맞춤형 학습 체제를 갖추어야 합니다.
아직까지 우리 사회는 변화하는 시대상에 맞는 새로운 패러다임을 이끌어내지 못하고, 여전히 할머니·할아버지 학습자들을 교육 대상자로서 보는 데는 소극적 태도를 보이고 있습니다. 이제는 시대적, 사회적, 기술적, 경제적 요구와 변화에 따라 할머니·할아버지의 학습적 요구 또한 변화를 요구하고 있습니다. 학습은 학생을 대상으로 특정 교육 기간에서만 이루어지는 것이라는 패러다임에서 변화되어야 하며, 할머니·할아버지 세대 역시 어엿한 학습자로 보아야 하는 시대에 이른 것입니다. 따라서 이제 우리 사회는 할머니·할아버지 학습자 개개인의 수준과 필요에 맞는 개별화된 맞춤형 학습 체제를 갖추는데 적극적인 관심을 기울여야 합니다.

3. 왜 수학인가요?

중년 이후에 비교적 덜 손상된 뇌를 가지기 위해서는 정신적 노력이 필요합니다.
오시마 기요시(2004)의 뇌에 대한 연구에 따르면, 신경세포는 노화와 함께 그 수와 기능이 점차 감소된다고 합니다. 따라서 뇌는 많이 사용할수록 건강해 진다는 주장 하에 중년 이후에 비교적 덜 손상된 뇌를 가지기 위해서는 정신적 노력이 필요하다고 하였습니다(Leviton, 1995). 지속적인 정신적 자극이 실제로 뇌 조직을 강화해 더 빨리 사고할 수 있게 만들며, 결과적으로 뇌가 뇌졸중, 뇌 손상, 퇴행성 뇌 질환과 같은 문제를 만났을 때 의존할 수 있는 잉여 세포를 더 만들어낼 수 있다는 것입니다(Katz, 1999). 따라서 무엇보다도 중요한 사실은 이제 "우리의 머리 안에 있는 이 거대한 잠재력에 어떻게 영향을 줄 수 있느냐?"는 중요한 질문에 답을 찾아야 한다는 것입니다(Diske, 1997).

수학은 두뇌 활동을 위한 최상의 방법입니다.
수학은 두뇌 활동을 위한 최상의 방법이라는 것을 모르는 사람은 많지 않을 것입니다. 그렇다면 인지장애(치매)를 예방하기 위한 새로운 방안으로나 할머니·할아버지 교육의 일환으로 수학 내용을 도입하는 것은 너무나 당연한 것입니다. 문제는 할머니·할아버지의 평생교육으로서의 수학교육이 되기 위해서 할머니·할아버지의 정서적·인지적 수준에 적합한 수업 내용을 잘 고안하는 것입니다(전현경, 2009; 길아리, 2010). 할머니·할아버지의 수준을 고려하여 적절히 고안된 수학적 활동은 두뇌 활동을 촉진시킴으로써, 기억력 증진과 사고력과 논리력을 신장시킬 뿐 아니라 인지장애(치매)를 예방하는 방안이 될 수 있다고 여겨지기 때문입니다(이기혜, 2008). 할머니·할아버지들이 거부감 없이 접하고 해결할 수 있는 계산 활동과 다양한 사고력 수학을 통하여, 할머니·할아버지 학습자들의 흥미 유발뿐 아니라 동시에 자아 개념과 자긍심을 높일 수 있을 것입니다(강희정, 2011; 성경은, 2008).

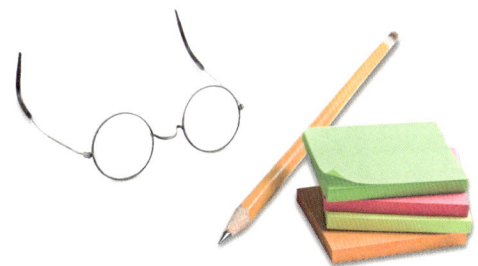

4 어떠한 내용으로 학습하면 되나요?

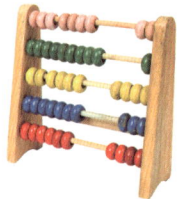

할머니·할아버지들의 수학교육 내용의 선정에 있어 가장 우선시 되는 것은 실제 학습 대상들의 학습 실태 즉, 할머니·할아버지들의 현 상태의 학습 능력이라고 할 수 있습니다. 또한, 할머니·할아버지를 위한 교육에서 학습자의 학습에 대한 열의 및 학습자의 요구에 부응하는 교육 내용이 할머니·할아버지 대상 수학교육에 있어 가장 중요한 요소입니다.

본 교재는 다음과 같은 단계로 이루어져 있습니다.

첫 번째 단계는 두뇌에 자극을 주는 활동으로서 기초 연산 문제를 단계적으로 제시하였습니다.
이것을 통해 두 가지를 얻을 수 있습니다. 먼저, 기본적인 수의 개념과 기초 연산 기능을 익힐 수 있습니다. 또한, 이러한 수를 읽고 연상하는 활동과 반복적인 연산 활동은 수에 대한 감각을 익히고 두뇌에 자극을 주는 등의 복합적인 효과를 얻을 수 있습니다.

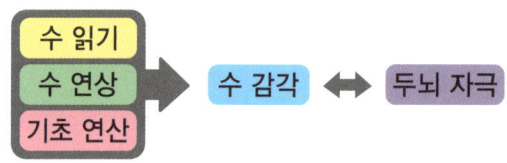

두 번째 단계는 보다 활발한 두뇌 활동을 이끌기 위해 기초 기능을 바탕으로 다양한 사칙 연산을 활용한 문제를 제시하였습니다.
이것을 통해 두 가지를 얻을 수 있습니다. 먼저, 사칙 연산을 활용한 다양한 문제를 반복적으로 해결하는 과정에서 사고하는 힘을 키우고 연산력을 높일 수 있습니다. 또한, 일정 시간에 다양한 사칙 연산을 반복적으로 수행하는 과정에서 반응 시간을 조절하고 두뇌 활동을 촉진시킴으로써 인지장애(치매) 예방에 도움이 될 수 있습니다.

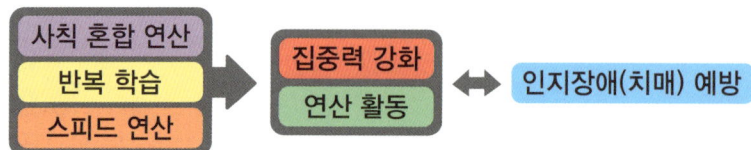

5 | 본 교재로 학습하면 두뇌 측면에서는 어떤 효과가 있을까요?

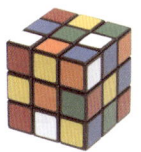

건강한 정신적인 삶을 사는데 유용합니다.

실버수학이 할머니·할아버지 학습자의 두뇌 활동에 미치는 영향을 분석하기 위한 과학적 방법으로 뇌파 분석을 실시하였습니다. 이때, 비교 자극으로는 '정지 활동(무자극)'으로 두었고, 이에 대한 실험 자극으로는 실버수학('연산 활동', '사고력 수학')으로 나누어 비교하였습니다. 그 결과 무자극보다는 암산 활동 결과가 약 2배, 실버(사고력)수학이 약 7배 활성화되는 것으로 나타났습니다(검고 푸른 부분일수록 에너지가 낮고, 자주색, 붉은색, 노란색, 흰색으로 갈수록 에너지가 높다.).

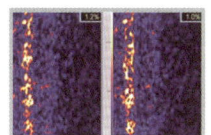
정지 활동 뇌파

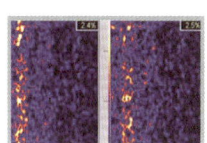
간단한 암산 활동 뇌파

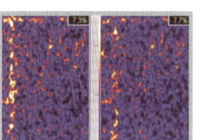
실버(사고력)수학 활동 뇌파
(송경은, 2008)

또 아래와 같은 다른 연구 결과에서도 정지 활동(좌뇌:1.2, 우뇌:1.4)일 때와 대조적으로 여러 가지 실버수학 활동을 함에 따라 두뇌 활동이 보다 활발해진 것으로 나타났습니다.

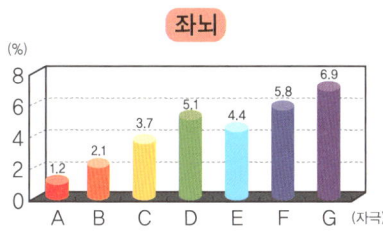
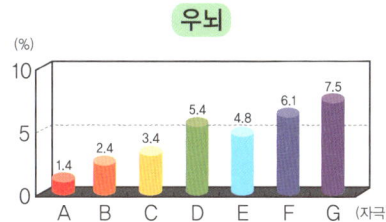

A:정지 활동(무자극), B:수 연상 암기, C:계산 피라미드, D:시장놀이,
E:사다리 타기, F:지하철 노선도, G:지하철 노선도-협력게임 (고호경, 2009)

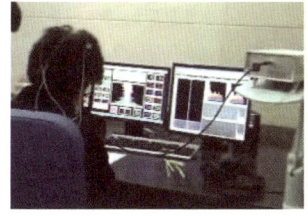

이와 같은 연구 결과를 통해서 실버수학이 할머니·할아버지 학습자의 두뇌 활동에 많은 영향을 준 것으로 해석할 수 있습니다. 따라서 본 교재로 학습하면 인지장애(치매)를 예방하거나 건강한 정신적인 삶을 사는데 유용할 것으로 기대됩니다.

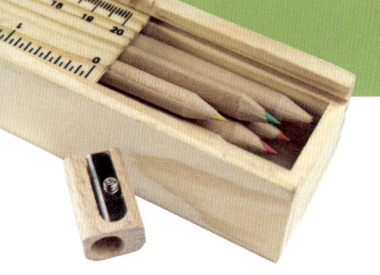

6. 본 교재로 학습하면 감성 측면에서는 어떤 효과가 있을까요?

첫 번째, 나도 수학을 배울 필요가 있는 학습자라는 것을 인식하게 됩니다.
본 교재는 할머니·할아버지 학습자의 필요성을 고려해서 제작한 것입니다. 즉, 할머니·할아버지의 인지기능을 유지하고, 저하된 인지기능을 향상·숙달시키는 것에 초점을 두고 반복적인 연산 훈련이 가능하도록 하였습니다. 따라서 본 교재로 학습하면서 "나는 수학을 배울 필요가 없다.", "수학은 어린 학생들이나 배우는 것."이라는 선입견에서 벗어나 나도 수학을 배울 필요가 있는 학습자라는 것을 인식하게 될 것입니다.

두 번째, 나도 할 수 있다는 자신감을 갖게 됩니다.
본 교재는 할머니·할아버지의 수학적 인지적 특성과 수준에 기반을 두고 제작한 것입니다. 따라서 본 교재로 학습하고 나면 기존에 갖고 있던 생각들, 즉 "수학은 어렵다.", "나는 수학을 배울 수 없다."는 생각에서 벗어나 이제 나도 할 수 있다는 자신감을 갖게 될 것입니다.

세 번째, 수학의 새로운 가치를 느끼게 됩니다.
본 교재는 할머니·할아버지의 삶의 맥락에 기반을 두고 할머니·할아버지에게 유의미하며, 친숙한 자료를 활용하여 제작한 것입니다. 따라서 본 교재로 학습하면 수학이 "일상생활에서 유용하게 쓰이는 것." 혹은 "쓸모 있다."는 가치를 느끼게 될 것입니다.

네 번째, 학습에 대한 동기 유지가 용이하여 학습활동을 꾸준히 수행하게 됩니다.
본 교재는 학습자가 하루에 학습해야 할 적정 분량을 제시하고 학습한 것에 대해 시간 관리를 할 수 있도록 구성하였습니다. 따라서 본 교재로 수학을 학습하면 학습에 대한 동기 유지가 용이하여 학습활동을 꾸준히 수행할 수 있습니다.

노년기에 질적으로 성공적인 삶을 향유하기 위해서는 육체적 건강에 못지않게 정신적으로 건강한 삶을 위한 노력을 기울여야 합니다. 이러한 프로그램 중 하나인 본 교재를 공부함으로써 할머니·할아버지 학습자 모두의 성공된 학습과 정신적으로 풍요로운 삶을 기원하는 바입니다.

'뇌팔팔요법 인지장애(치매) 예방용'은?

본 '뇌팔팔요법 인지장애(치매) 예방용' 시리즈는 인지기능이 떨어지는 것을 예방하고 건강한 정신을 유지하고 싶은 할머니·할아버지들을 위하여 만들었습니다. 지속적으로 훈련하여 효과를 높이기 위해서는 올바른 훈련 방법에 따라 훈련이 이루어져야 합니다. 따라서 올바른 훈련 방법을 소개하고자 합니다.

❶ 수학 실력을 높이기 위한 교재가 아닙니다.

본 '뇌팔팔요법 인지장애(치매) 예방용'은 인지기능이 떨어지는 것을 예방하고 건강한 정신을 유지하기 위한 교재입니다. 즉, 수학 실력을 높이기 위한 교재가 아닌 뇌 활동을 활성화하는 것이 목적인 교재입니다.

❷ 즐겁고 자신 있게 술술 풀 수 있는 교재를 선택하십시오.

'A형 ➡ B형 ➡ C형'의 순서대로 훈련하는 것이 아니고, 할머니·할아버지가 즐겁고 자신 있게 술술 풀 수 있는 교재를 선택하는 것이 상당히 중요합니다. 어려운 문제를 이해해서 푸는 것보다는 쉬운 문제를 술술 푸는 것이 뇌 활동을 더욱더 활성화시킵니다.

❸ 나도 할 수 있다는 자신감을 가지고 훈련하십시오.

효과적인 훈련을 위해 가장 필요한 것은 자신감입니다. 쉽게 술술 풀 수 있는 교재를 선택하여 나도 할 수 있다는 자신감을 가지고 훈련하십시오. 자신감이 길러지면 자연스레 훈련이 즐거워지고 생활에 활력이 생겨나 행복한 노후 생활을 보낼 수 있습니다.

❹ 매일 일정한 시간에 규칙적인 훈련 습관을 갖도록 합니다.

가능하면 교재는 매일매일 일정한 시간에 규칙적으로, 집중해서 하루에 1장씩, 일주일에 6일(월~금:계산력, 토:뇌 활성화 운동)간, 총 12주 동안 풀도록 합니다. 또한 모든 훈련이 끝난 후에도 매일 계산하는 습관을 유지하는 것이 중요합니다.

'뇌필팔요법 인지장애(치매) 예방용'은 이렇게 훈련하세요!

1 훈련에 필요한 준비물을 준비합니다.
• 연필   • 지우개   • 시계   • 안경

↓

2 이름, 날짜, 시작 시각을 쓰고 교재를 푼 다음, 종료 시각을 씁니다.
이름, 날짜, 시각을 쓰는 것은 생활 감각을 높이기 위한 것입니다. 문제는 될 수 있는 대로 빨리 푸는 것이 중요합니다.

↓

3 소요 시간 기록지에 소요 시간을 기록합니다.
소요 시간 기록지는 정답 뒤쪽(156쪽~159쪽)에 있습니다.

↓

4 뇌 활성화 운동을 하고, 기록지에 기록합니다.
뇌 활성화 운동에는 수 세기 테스트와 낱말 기억력 테스트가 있습니다. 기록지는 정답 뒤쪽(160쪽)에 있습니다.

↓

5 모든 훈련이 끝나면, 풀었던 교재를 다시 구입해서 반복 훈련을 하거나 다음 과정 교재를 구입해서 훈련을 합니다.
매일 계산하는 습관을 유지하는 것이 매우 중요합니다.

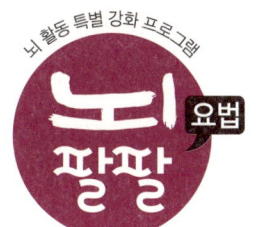

제1일

이름	날짜	시간
	월 일	시 분 초~ 시 분 초

※ 다음 계산을 하시오.

(1) 2 + 4 =

(2) 8 − 2 =

(3) 12 − 9 =

(4) 6 + 7 =

(5) 9 − 8 =

(6) 4 + 8 =

(7) 8 + 1 =

(8) 11 − 2 =

(9) 6 + 4 =

(10) 13 − 7 =

(11) 5 + 0 =

(12) 3 − 1 =

(13) 8 + 9 =

(14) 10 − 8 =

(15) 9 + 6 =

(16) 16 − 9 =

(17) 1 + 6 =

(18) 7 − 4 =

(19) 13 − 5 =

(20) 7 + 7 =

(21) 12 − 7 =

(22) 3 + 8 =

(23) 4 + 4 =

(24) 8 − 3 =

제1일

(25) 9 + 1 =

(26) 14 − 7 =

(27) 6 − 3 =

(28) 10 − 2 =

(29) 5 + 9 =

(30) 1 + 3 =

(31) 14 − 5 =

(32) 7 + 4 =

(33) 4 − 3 =

(34) 9 + 7 =

(35) 11 − 4 =

(36) 4 + 3 =

(37) 15 − 9 =

(38) 8 − 6 =

(39) 8 + 5 =

(40) 16 − 7 =

(41) 2 + 6 =

(42) 7 + 5 =

(43) 7 − 3 =

(44) 5 + 6 =

(45) 4 + 5 =

(46) 12 − 4 =

(47) 10 − 6 =

(48) 3 + 7 =

(49) 5 + 1 =

(50) 5 − 0 =

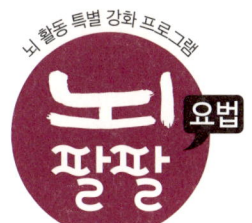

이름	날짜	시간
	월 일	시 분 초~ 시 분 초

제2일

※ 다음 계산을 하시오.

(1) 10 − 5 =

(2) 5 + 3 =

(3) 4 − 4 =

(4) 12 − 8 =

(5) 4 + 6 =

(6) 18 − 9 =

(7) 1 + 1 =

(8) 5 + 7 =

(9) 5 − 3 =

(10) 2 + 9 =

(11) 11 − 5 =

(12) 5 + 2 =

(13) 4 + 7 =

(14) 9 − 1 =

(15) 7 + 9 =

(16) 14 − 6 =

(17) 2 + 7 =

(18) 8 + 6 =

(19) 8 − 5 =

(20) 13 − 4 =

(21) 1 + 4 =

(22) 7 + 6 =

(23) 7 − 6 =

(24) 11 − 9 =

제2일

(25) 3 − 2 =
(26) 6 + 5 =
(27) 11 − 6 =
(28) 0 + 3 =
(29) 12 − 5 =
(30) 4 + 9 =
(31) 7 + 1 =
(32) 8 − 4 =
(33) 9 + 3 =
(34) 10 − 4 =
(35) 3 + 6 =
(36) 15 − 7 =
(37) 7 + 3 =

(38) 4 + 2 =
(39) 11 − 8 =
(40) 5 − 2 =
(41) 7 + 8 =
(42) 17 − 8 =
(43) 9 + 9 =
(44) 6 − 1 =
(45) 2 + 8 =
(46) 10 − 9 =
(47) 3 + 4 =
(48) 9 − 7 =
(49) 6 + 6 =
(50) 14 − 8 =

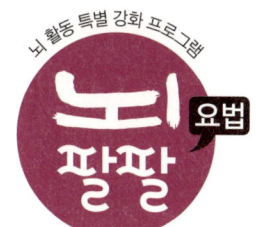

이름	날짜	시간
	월 일	시 분 초 ~ 시 분 초

제3일

※ 다음 계산을 하시오.

(1) 7 − 5 =

(2) 5 + 4 =

(3) 1 + 9 =

(4) 13 − 9 =

(5) 15 − 6 =

(6) 2 + 1 =

(7) 8 + 4 =

(8) 4 − 1 =

(9) 6 + 2 =

(10) 12 − 6 =

(11) 8 + 8 =

(12) 15 − 8 =

(13) 9 − 5 =

(14) 9 + 4 =

(15) 14 − 9 =

(16) 0 + 9 =

(17) 11 − 3 =

(18) 5 − 4 =

(19) 8 + 3 =

(20) 9 + 5 =

(21) 10 − 7 =

(22) 6 + 9 =

(23) 7 − 2 =

(24) 2 + 3 =

제3일

(25) 13 − 8 =
(26) 8 − 7 =
(27) 3 + 9 =
(28) 17 − 9 =
(29) 2 + 2 =
(30) 12 − 3 =
(31) 5 + 5 =
(32) 1 + 5 =
(33) 10 − 3 =
(34) 5 + 8 =
(35) 4 − 2 =
(36) 9 + 2 =
(37) 11 − 7 =

(38) 2 + 5 =
(39) 5 − 1 =
(40) 8 + 7 =
(41) 16 − 8 =
(42) 7 − 7 =
(43) 6 + 3 =
(44) 6 + 8 =
(45) 13 − 6 =
(46) 8 + 2 =
(47) 10 − 1 =
(48) 3 + 5 =
(49) 9 − 6 =
(50) 9 + 8 =

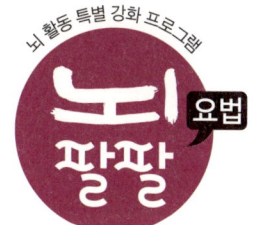

제4일

이름	날짜	시간
	월 일	시 분 초~ 시 분 초

※ 다음 계산을 하시오.

(1) 4 + 7 =

(2) 11 − 8 =

(3) 16 − 7 =

(4) 6 + 1 =

(5) 6 − 2 =

(6) 9 + 4 =

(7) 12 − 6 =

(8) 3 + 2 =

(9) 9 − 0 =

(10) 2 + 8 =

(11) 7 + 9 =

(12) 13 − 4 =

(13) 8 − 1 =

(14) 1 + 8 =

(15) 11 − 4 =

(16) 6 + 6 =

(17) 3 + 3 =

(18) 9 − 4 =

(19) 6 + 8 =

(20) 7 + 2 =

(21) 10 − 2 =

(22) 2 − 1 =

(23) 9 + 6 =

(24) 13 − 9 =

제4일

(25) 5 + 5 =
(26) 10 − 9 =
(27) 7 + 8 =
(28) 6 − 5 =
(29) 1 + 2 =
(30) 12 − 5 =
(31) 9 + 8 =
(32) 4 + 8 =
(33) 9 − 3 =
(34) 6 + 0 =
(35) 9 + 1 =
(36) 11 − 5 =
(37) 13 − 8 =

(38) 9 − 2 =
(39) 6 + 7 =
(40) 4 + 3 =
(41) 17 − 9 =
(42) 9 + 5 =
(43) 14 − 5 =
(44) 2 + 7 =
(45) 7 − 1 =
(46) 10 − 5 =
(47) 8 + 3 =
(48) 6 − 4 =
(49) 15 − 7 =
(50) 4 + 1 =

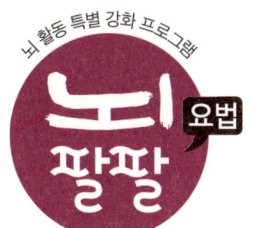

제5일

이름	날짜	시간
	월 일	시 분 초 ~ 시 분 초

※ 다음 계산을 하시오.

(1) 2 + 4 =

(2) 14 − 9 =

(3) 3 + 7 =

(4) 6 − 3 =

(5) 8 + 4 =

(6) 13 − 7 =

(7) 1 + 7 =

(8) 9 + 2 =

(9) 10 − 1 =

(10) 9 − 5 =

(11) 7 + 6 =

(12) 11 − 9 =

(13) 12 − 4 =

(14) 5 + 4 =

(15) 9 − 1 =

(16) 8 + 9 =

(17) 10 − 6 =

(18) 7 + 0 =

(19) 7 − 2 =

(20) 8 + 6 =

(21) 6 + 5 =

(22) 13 − 6 =

(23) 8 − 7 =

(24) 3 + 1 =

제5일

(25) 4 − 3 =

(26) 8 + 2 =

(27) 11 − 6 =

(28) 1 + 1 =

(29) 8 − 2 =

(30) 15 − 8 =

(31) 6 + 9 =

(32) 12 − 3 =

(33) 5 + 2 =

(34) 3 − 0 =

(35) 5 + 7 =

(36) 10 − 4 =

(37) 4 + 4 =

(38) 3 + 8 =

(39) 15 − 9 =

(40) 8 + 8 =

(41) 7 − 3 =

(42) 1 + 8 =

(43) 3 + 9 =

(44) 14 − 6 =

(45) 2 + 3 =

(46) 7 − 5 =

(47) 5 + 8 =

(48) 6 + 4 =

(49) 17 − 8 =

(50) 12 − 9 =

제1주
뇌 활성화 운동

| 이름 | | 날짜 | 월 | 일 |

수 세기 테스트

● 1부터 100까지 소리 내어 가능한 한 빨리 세어 보고, 소요 시간을 적으시오.

소요 시간 ☐ 분 ☐ 초

낱말 기억력 테스트

● 다음 낱말을 3분 동안 기억한 후, 뒷장으로 넘기시오.

솔	메	과
감	벼	팥
콩	대	풀
박	욱	띠
쪽	깨	샘

● 앞장에서 기억한 낱말을 순서에 관계없이 아래의 □ 안에 3분 동안 써 보시오. 기억이 나지 않는다고 절대로 앞장으로 넘기지 마시오.

기억한 낱말 수 ☐ 개

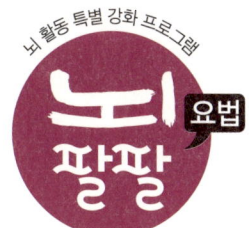

제6일

이름	날짜	시간
	월 일	시 분 초~ 시 분 초

※ 다음 계산을 하시오.

(1) 2 − 2 =

(2) 7 + 4 =

(3) 1 + 2 =

(4) 10 − 6 =

(5) 9 + 3 =

(6) 12 − 4 =

(7) 3 + 4 =

(8) 5 − 3 =

(9) 5 + 6 =

(10) 11 − 9 =

(11) 13 − 6 =

(12) 1 + 9 =

(13) 7 + 7 =

(14) 9 − 6 =

(15) 3 + 6 =

(16) 13 − 7 =

(17) 8 − 1 =

(18) 8 + 5 =

(19) 6 + 2 =

(20) 14 − 9 =

(21) 9 + 7 =

(22) 6 − 5 =

(23) 10 − 1 =

(24) 5 + 1 =

제6일

(25) $2 + 2 =$

(26) $11 - 6 =$

(27) $7 + 3 =$

(28) $9 - 7 =$

(29) $15 - 9 =$

(30) $4 + 9 =$

(31) $1 + 6 =$

(32) $12 - 3 =$

(33) $9 + 9 =$

(34) $2 + 9 =$

(35) $7 - 4 =$

(36) $4 + 5 =$

(37) $12 - 9 =$

(38) $8 - 3 =$

(39) $8 + 7 =$

(40) $10 - 4 =$

(41) $17 - 8 =$

(42) $7 + 5 =$

(43) $8 - 4 =$

(44) $5 + 9 =$

(45) $5 + 3 =$

(46) $14 - 6 =$

(47) $4 + 6 =$

(48) $0 + 1 =$

(49) $2 - 1 =$

(50) $15 - 8 =$

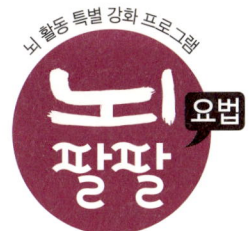

이름	날짜	시간
	월 일	시 분 초~ 시 분 초

※ 다음 계산을 하시오.

(1) 4 + 1 =

(2) 2 + 9 =

(3) 11 − 9 =

(4) 9 + 5 =

(5) 3 − 1 =

(6) 2 + 5 =

(7) 10 − 7 =

(8) 6 − 2 =

(9) 4 + 9 =

(10) 6 + 4 =

(11) 10 − 4 =

(12) 18 − 9 =

(13) 9 − 8 =

(14) 0 + 8 =

(15) 5 + 7 =

(16) 14 − 7 =

(17) 9 + 7 =

(18) 12 − 4 =

(19) 6 + 3 =

(20) 8 + 7 =

(21) 5 − 2 =

(22) 13 − 8 =

(23) 1 + 5 =

(24) 9 − 3 =

제7일

(25) 7 − 6 =

(26) 7 + 4 =

(27) 14 − 8 =

(28) 3 + 3 =

(29) 9 − 2 =

(30) 8 + 4 =

(31) 2 + 8 =

(32) 11 − 4 =

(33) 15 − 7 =

(34) 7 + 6 =

(35) 6 − 1 =

(36) 13 − 9 =

(37) 7 + 1 =

(38) 1 + 3 =

(39) 16 − 7 =

(40) 4 − 2 =

(41) 7 + 7 =

(42) 12 − 7 =

(43) 10 − 1 =

(44) 5 + 6 =

(45) 13 − 5 =

(46) 3 + 5 =

(47) 9 + 1 =

(48) 8 − 8 =

(49) 7 + 2 =

(50) 8 + 9 =

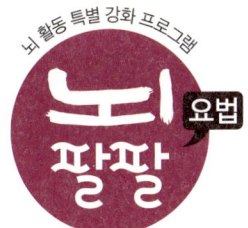

제8일

이름	날짜	시간
	월 일	시 분 초~ 시 분 초

※ 다음 계산을 하시오.

(1) 10 − 5 =

(2) 1 + 9 =

(3) 8 + 5 =

(4) 4 − 1 =

(5) 2 + 1 =

(6) 12 − 6 =

(7) 11 − 2 =

(8) 5 + 9 =

(9) 1 − 0 =

(10) 12 − 9 =

(11) 4 + 2 =

(12) 8 + 3 =

(13) 2 + 6 =

(14) 9 − 4 =

(15) 13 − 6 =

(16) 7 + 9 =

(17) 5 − 1 =

(18) 1 + 7 =

(19) 17 − 8 =

(20) 8 − 6 =

(21) 9 + 6 =

(22) 3 + 2 =

(23) 11 − 3 =

(24) 7 + 5 =

제8일

(25) $4 + 0 =$ ☐

(26) $5 - 4 =$ ☐

(27) $6 + 5 =$ ☐

(28) $11 - 7 =$ ☐

(29) $3 + 9 =$ ☐

(30) $8 + 1 =$ ☐

(31) $17 - 9 =$ ☐

(32) $9 + 8 =$ ☐

(33) $3 + 7 =$ ☐

(34) $8 - 5 =$ ☐

(35) $4 + 3 =$ ☐

(36) $10 - 8 =$ ☐

(37) $14 - 5 =$ ☐

(38) $7 - 1 =$ ☐

(39) $8 + 6 =$ ☐

(40) $15 - 9 =$ ☐

(41) $14 - 6 =$ ☐

(42) $4 + 7 =$ ☐

(43) $6 - 4 =$ ☐

(44) $4 + 4 =$ ☐

(45) $11 - 6 =$ ☐

(46) $6 + 7 =$ ☐

(47) $8 + 2 =$ ☐

(48) $3 - 2 =$ ☐

(49) $1 + 4 =$ ☐

(50) $10 - 3 =$ ☐

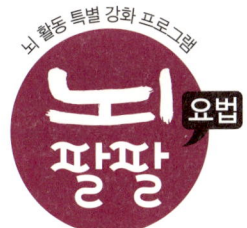

이름	날짜	시간
	월 일	시 분 초~ 시 분 초

제9일

※ 다음 계산을 하시오.

(1) $6 + 1 =$

(2) $8 - 7 =$

(3) $10 - 6 =$

(4) $4 + 6 =$

(5) $7 - 2 =$

(6) $9 + 9 =$

(7) $5 + 4 =$

(8) $16 - 9 =$

(9) $7 + 8 =$

(10) $12 - 3 =$

(11) $6 + 6 =$

(12) $7 - 3 =$

(13) $11 - 5 =$

(14) $3 + 1 =$

(15) $4 + 8 =$

(16) $13 - 4 =$

(17) $2 + 0 =$

(18) $8 - 1 =$

(19) $9 + 2 =$

(20) $5 + 8 =$

(21) $16 - 8 =$

(22) $10 - 9 =$

(23) $2 + 6 =$

(24) $6 - 4 =$

제9일

(25) 11 − 8 =

(26) 3 + 8 =

(27) 5 − 4 =

(28) 1 + 2 =

(29) 15 − 8 =

(30) 10 − 2 =

(31) 9 + 3 =

(32) 8 − 5 =

(33) 6 + 8 =

(34) 14 − 9 =

(35) 12 − 5 =

(36) 4 + 2 =

(37) 7 + 3 =

(38) 6 + 9 =

(39) 6 − 2 =

(40) 13 − 7 =

(41) 3 + 6 =

(42) 4 − 0 =

(43) 9 + 4 =

(44) 15 − 6 =

(45) 12 − 8 =

(46) 2 + 3 =

(47) 8 + 8 =

(48) 9 − 1 =

(49) 5 + 5 =

(50) 7 + 1 =

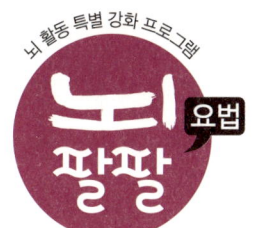

제10일

이름	날짜	시간
	월　일	시　분　초~　시　분　초

※ 다음 계산을 하시오.

(1) 11 − 7 =

(2) 4 − 2 =

(3) 3 + 8 =

(4) 7 + 9 =

(5) 13 − 8 =

(6) 1 + 5 =

(7) 10 − 2 =

(8) 8 + 4 =

(9) 6 − 3 =

(10) 2 + 7 =

(11) 10 − 8 =

(12) 5 + 8 =

(13) 5 + 3 =

(14) 8 − 2 =

(15) 9 + 1 =

(16) 13 − 6 =

(17) 2 + 5 =

(18) 3 − 3 =

(19) 5 + 9 =

(20) 14 − 5 =

(21) 4 + 1 =

(22) 9 − 8 =

(23) 8 + 7 =

(24) 15 − 9 =

제10일

(25) $8 - 6 =$ ☐

(26) $2 + 2 =$ ☐

(27) $6 + 4 =$ ☐

(28) $10 - 5 =$ ☐

(29) $7 + 5 =$ ☐

(30) $18 - 9 =$ ☐

(31) $1 + 6 =$ ☐

(32) $2 + 9 =$ ☐

(33) $5 - 2 =$ ☐

(34) $9 + 4 =$ ☐

(35) $13 - 7 =$ ☐

(36) $11 - 8 =$ ☐

(37) $0 + 5 =$ ☐

(38) $6 + 8 =$ ☐

(39) $12 - 3 =$ ☐

(40) $9 - 4 =$ ☐

(41) $9 + 8 =$ ☐

(42) $13 - 9 =$ ☐

(43) $7 - 1 =$ ☐

(44) $4 + 5 =$ ☐

(45) $12 - 5 =$ ☐

(46) $6 + 5 =$ ☐

(47) $3 - 2 =$ ☐

(48) $1 + 1 =$ ☐

(49) $2 + 8 =$ ☐

(50) $14 - 6 =$ ☐

제2주
뇌 활성화 운동

| 이름 | | 날짜 | 월 | 일 |

수 세기 테스트

● 1부터 100까지 소리 내어 가능한 한 빨리 세어 보고, 소요 시간을 적으시오.

소요 시간 ☐ 분 ☐ 초

낱말 기억력 테스트

● 다음 낱말을 3분 동안 기억한 후, 뒷장으로 넘기시오.

김	마	배
취	쑥	잣
닭	남	꽃
생	포	피
잎	갓	밀

● 앞장에서 기억한 낱말을 순서에 관계없이 아래의 □ 안에 3분 동안 써 보시오. 기억이 나지 않는다고 절대로 앞장으로 넘기지 마시오.

기억한 낱말 수 ☐ 개

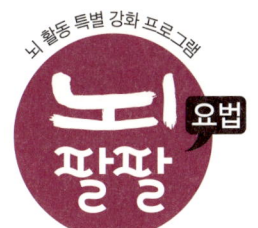

제11일

이름	날짜	시간
	월 일	시 분 초~ 시 분 초

※ 다음 계산을 하시오.

(1) 7 + 4 =

(2) 12 − 9 =

(3) 9 + 9 =

(4) 15 − 6 =

(5) 1 + 3 =

(6) 7 − 4 =

(7) 8 + 5 =

(8) 6 + 9 =

(9) 11 − 6 =

(10) 0 + 6 =

(11) 17 − 9 =

(12) 9 − 7 =

(13) 12 − 6 =

(14) 9 + 3 =

(15) 6 − 1 =

(16) 10 − 3 =

(17) 2 + 4 =

(18) 4 + 6 =

(19) 8 − 4 =

(20) 8 + 1 =

(21) 12 − 8 =

(22) 7 + 7 =

(23) 2 − 1 =

(24) 6 + 2 =

제11일

(25) 5 + 1 =
(26) 7 − 6 =
(27) 4 + 8 =
(28) 8 + 3 =
(29) 14 − 8 =
(30) 3 + 2 =
(31) 13 − 5 =
(32) 3 − 1 =
(33) 6 + 7 =
(34) 16 − 7 =
(35) 7 + 3 =
(36) 10 − 9 =
(37) 1 + 7 =

(38) 15 − 8 =
(39) 7 + 8 =
(40) 9 + 7 =
(41) 9 − 2 =
(42) 10 − 1 =
(43) 6 + 3 =
(44) 12 − 4 =
(45) 9 + 5 =
(46) 1 + 9 =
(47) 5 − 5 =
(48) 14 − 7 =
(49) 5 − 1 =
(50) 5 + 2 =

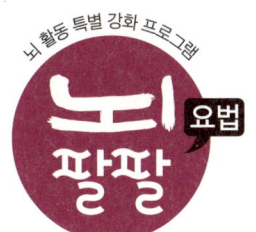

제12일

이름	날짜	시간
	월 일	시 분 초 ~ 시 분 초

※ 다음 계산을 하시오.

(1) 17 − 8 =

(2) 5 + 7 =

(3) 6 + 1 =

(4) 6 − 5 =

(5) 3 + 7 =

(6) 10 − 7 =

(7) 11 − 2 =

(8) 8 + 8 =

(9) 7 − 0 =

(10) 3 + 3 =

(11) 16 − 9 =

(12) 5 + 6 =

(13) 4 + 9 =

(14) 9 − 6 =

(15) 10 − 4 =

(16) 7 + 2 =

(17) 8 − 3 =

(18) 8 + 6 =

(19) 11 − 3 =

(20) 3 + 4 =

(21) 9 + 2 =

(22) 5 − 3 =

(23) 1 + 4 =

(24) 12 − 7 =

제12일

(25) $11 - 4 = \square$

(26) $8 + 2 = \square$

(27) $14 - 9 = \square$

(28) $9 - 5 = \square$

(29) $9 + 6 = \square$

(30) $2 + 1 = \square$

(31) $13 - 4 = \square$

(32) $11 - 5 = \square$

(33) $3 + 9 = \square$

(34) $6 + 6 = \square$

(35) $4 - 1 = \square$

(36) $1 + 8 = \square$

(37) $10 - 6 = \square$

(38) $3 + 5 = \square$

(39) $7 - 5 = \square$

(40) $4 + 7 = \square$

(41) $7 + 6 = \square$

(42) $15 - 7 = \square$

(43) $4 - 3 = \square$

(44) $3 + 1 = \square$

(45) $8 + 9 = \square$

(46) $11 - 9 = \square$

(47) $5 + 5 = \square$

(48) $9 + 0 = \square$

(49) $16 - 8 = \square$

(50) $9 - 3 = \square$

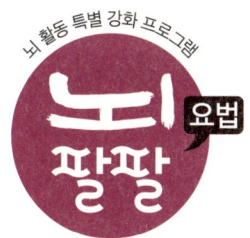

이름	날짜	시간
	월 일	시 분 초 ~ 시 분 초

제13일

※ 다음 계산을 하시오.

(1) 8 + 0 =

(2) 14 − 7 =

(3) 8 − 1 =

(4) 7 + 8 =

(5) 10 − 5 =

(6) 9 + 7 =

(7) 3 + 2 =

(8) 17 − 9 =

(9) 9 + 3 =

(10) 4 − 3 =

(11) 6 + 5 =

(12) 11 − 8 =

(13) 12 − 3 =

(14) 7 + 1 =

(15) 9 − 4 =

(16) 1 + 9 =

(17) 12 − 4 =

(18) 7 − 3 =

(19) 7 + 6 =

(20) 1 + 2 =

(21) 13 − 9 =

(22) 7 + 7 =

(23) 8 − 6 =

(24) 4 + 5 =

제13일

(25) 7 − 1 =
(26) 8 + 2 =
(27) 12 − 7 =
(28) 2 + 4 =
(29) 5 + 7 =
(30) 10 − 4 =
(31) 4 + 1 =
(32) 8 + 6 =
(33) 9 − 8 =
(34) 11 − 7 =
(35) 4 + 9 =
(36) 1 + 6 =
(37) 13 − 5 =

(38) 4 + 7 =
(39) 2 − 0 =
(40) 2 + 2 =
(41) 17 − 8 =
(42) 9 + 6 =
(43) 11 − 4 =
(44) 7 − 4 =
(45) 6 + 3 =
(46) 8 + 9 =
(47) 10 − 9 =
(48) 5 − 3 =
(49) 4 + 6 =
(50) 14 − 5 =

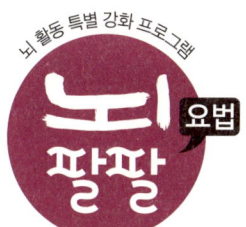

제14일

이름	날짜	시간
	월 일	시 분 초 ~ 시 분 초

※ 다음 계산을 하시오.

(1) 9 − 9 =

(2) 9 + 2 =

(3) 11 − 5 =

(4) 8 + 1 =

(5) 5 + 9 =

(6) 15 − 7 =

(7) 7 − 5 =

(8) 8 + 4 =

(9) 14 − 9 =

(10) 5 + 3 =

(11) 8 − 4 =

(12) 3 + 7 =

(13) 9 + 8 =

(14) 13 − 6 =

(15) 2 + 5 =

(16) 10 − 8 =

(17) 6 − 3 =

(18) 5 + 6 =

(19) 7 + 2 =

(20) 16 − 7 =

(21) 6 + 7 =

(22) 2 − 1 =

(23) 1 + 3 =

(24) 10 − 3 =

제14일

(25) $15 - 8 =$ ☐

(26) $1 + 1 =$ ☐

(27) $3 - 2 =$ ☐

(28) $5 + 5 =$ ☐

(29) $12 - 9 =$ ☐

(30) $8 + 7 =$ ☐

(31) $14 - 6 =$ ☐

(32) $5 + 4 =$ ☐

(33) $3 + 8 =$ ☐

(34) $8 - 5 =$ ☐

(35) $3 + 3 =$ ☐

(36) $11 - 2 =$ ☐

(37) $13 - 8 =$ ☐

(38) $6 + 8 =$ ☐

(39) $0 + 7 =$ ☐

(40) $9 - 3 =$ ☐

(41) $8 + 5 =$ ☐

(42) $18 - 9 =$ ☐

(43) $3 + 9 =$ ☐

(44) $10 - 6 =$ ☐

(45) $1 + 7 =$ ☐

(46) $7 - 2 =$ ☐

(47) $12 - 6 =$ ☐

(48) $9 + 1 =$ ☐

(49) $7 + 9 =$ ☐

(50) $6 - 4 =$ ☐

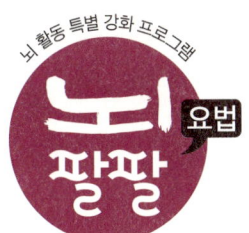

제15일

이름	날짜	시간
	월 일	시 분 초~ 시 분 초

※ 다음 계산을 하시오.

(1) 10 − 7 =

(2) 0 + 4 =

(3) 9 − 1 =

(4) 2 + 9 =

(5) 7 + 5 =

(6) 12 − 8 =

(7) 6 + 1 =

(8) 11 − 3 =

(9) 8 + 8 =

(10) 5 − 2 =

(11) 7 + 4 =

(12) 13 − 4 =

(13) 3 + 6 =

(14) 8 − 3 =

(15) 15 − 9 =

(16) 9 + 4 =

(17) 6 − 2 =

(18) 1 + 5 =

(19) 6 + 6 =

(20) 10 − 1 =

(21) 8 − 7 =

(22) 4 + 3 =

(23) 7 + 3 =

(24) 12 − 5 =

제15일

(25) 2 + 8 = ☐

(26) 6 − 5 = ☐

(27) 1 + 4 = ☐

(28) 14 − 8 = ☐

(29) 4 + 8 = ☐

(30) 11 − 6 = ☐

(31) 8 + 3 = ☐

(32) 4 − 2 = ☐

(33) 10 − 2 = ☐

(34) 4 + 4 = ☐

(35) 16 − 9 = ☐

(36) 9 + 9 = ☐

(37) 6 + 9 = ☐

(38) 9 − 6 = ☐

(39) 5 + 2 = ☐

(40) 15 − 6 = ☐

(41) 5 − 1 = ☐

(42) 2 + 7 = ☐

(43) 13 − 7 = ☐

(44) 9 + 5 = ☐

(45) 16 − 8 = ☐

(46) 5 + 8 = ☐

(47) 2 + 1 = ☐

(48) 11 − 9 = ☐

(49) 1 − 1 = ☐

(50) 6 + 4 = ☐

제3주
뇌 활성화 운동

| 이름 | | 날짜 | 월 | 일 |

수 세기 테스트

● 1부터 100까지 소리 내어 가능한 한 빨리 세어 보고, 소요 시간을 적으시오.

소요 시간 ☐ 분 ☐ 초

낱말 기억력 테스트

● 다음 낱말을 3분 동안 기억한 후, 뒷장으로 넘기시오.

꿀	파	나물
레몬	버섯	무
삼	장미	잇
가지	칡	포도
연근	겨	생강

● 앞장에서 기억한 낱말을 순서에 관계없이 아래의 □ 안에 3분 동안 써 보시오. 기억이 나지 않는다고 절대로 앞장으로 넘기지 마시오.

기억한 낱말 수 □ 개

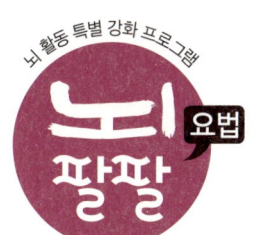

이름	날짜	시간
	월 일	시 분 초 ~ 시 분 초

제16일

※ 다음 계산을 하시오.

(1) 8 + 3 =

(2) 10 − 4 =

(3) 3 + 1 =

(4) 9 − 7 =

(5) 12 − 3 =

(6) 7 + 5 =

(7) 17 − 9 =

(8) 5 − 4 =

(9) 2 + 3 =

(10) 10 − 7 =

(11) 6 + 8 =

(12) 9 + 8 =

(13) 15 − 6 =

(14) 2 + 6 =

(15) 8 − 0 =

(16) 4 + 9 =

(17) 1 + 8 =

(18) 11 − 4 =

(19) 8 − 2 =

(20) 9 + 1 =

(21) 7 + 8 =

(22) 12 − 8 =

(23) 4 − 1 =

(24) 4 + 2 =

제16일

(25) $11 - 9 =$ ☐

(26) $3 + 4 =$ ☐

(27) $12 - 6 =$ ☐

(28) $11 - 2 =$ ☐

(29) $8 + 2 =$ ☐

(30) $6 - 1 =$ ☐

(31) $7 + 6 =$ ☐

(32) $2 + 9 =$ ☐

(33) $12 - 7 =$ ☐

(34) $13 - 5 =$ ☐

(35) $6 + 6 =$ ☐

(36) $9 - 5 =$ ☐

(37) $3 + 0 =$ ☐

(38) $10 - 3 =$ ☐

(39) $7 - 6 =$ ☐

(40) $5 + 1 =$ ☐

(41) $3 + 7 =$ ☐

(42) $15 - 7 =$ ☐

(43) $6 + 2 =$ ☐

(44) $3 - 1 =$ ☐

(45) $9 + 3 =$ ☐

(46) $14 - 9 =$ ☐

(47) $9 + 7 =$ ☐

(48) $6 + 5 =$ ☐

(49) $9 - 2 =$ ☐

(50) $3 + 5 =$ ☐

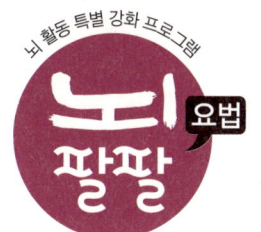

제17일

이름	날짜	시간
	월 일	시 분 초~ 시 분 초

※ 다음 계산을 하시오.

(1) 7 − 6 =

(2) 4 + 3 =

(3) 9 + 6 =

(4) 13 − 8 =

(5) 7 + 7 =

(6) 5 + 4 =

(7) 12 − 4 =

(8) 4 + 7 =

(9) 5 − 2 =

(10) 12 − 9 =

(11) 6 + 4 =

(12) 16 − 7 =

(13) 5 + 1 =

(14) 6 − 1 =

(15) 7 + 9 =

(16) 16 − 9 =

(17) 9 − 3 =

(18) 5 + 8 =

(19) 11 − 5 =

(20) 2 + 6 =

(21) 4 − 2 =

(22) 3 + 9 =

(23) 10 − 6 =

(24) 1 + 0 =

제17일

(25) 1 + 9 =
(26) 12 − 5 =
(27) 2 + 1 =
(28) 6 − 4 =
(29) 11 − 6 =
(30) 5 + 6 =
(31) 9 + 4 =
(32) 14 − 5 =
(33) 8 − 1 =
(34) 2 + 7 =
(35) 8 + 6 =
(36) 10 − 9 =
(37) 5 + 5 =

(38) 13 − 6 =
(39) 1 + 6 =
(40) 8 + 7 =
(41) 7 − 3 =
(42) 5 + 3 =
(43) 14 − 8 =
(44) 6 − 0 =
(45) 9 + 9 =
(46) 2 + 4 =
(47) 10 − 1 =
(48) 9 − 8 =
(49) 5 + 7 =
(50) 16 − 8 =

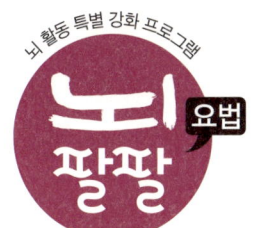

이름	날짜	시간
	월 일	시 분 초~ 시 분 초

※ 다음 계산을 하시오.

(1) 8 + 9 =

(2) 15 − 8 =

(3) 6 − 6 =

(4) 3 + 6 =

(5) 11 − 7 =

(6) 2 + 8 =

(7) 14 − 6 =

(8) 1 + 3 =

(9) 7 − 4 =

(10) 3 + 8 =

(11) 13 − 7 =

(12) 5 + 9 =

(13) 9 − 5 =

(14) 10 − 2 =

(15) 3 + 2 =

(16) 8 + 4 =

(17) 8 − 6 =

(18) 6 + 7 =

(19) 7 + 1 =

(20) 10 − 8 =

(21) 9 + 2 =

(22) 4 + 4 =

(23) 18 − 9 =

(24) 2 − 1 =

제18일

(25) $7 + 3 =$
(26) $8 - 7 =$
(27) $4 + 8 =$
(28) $1 + 8 =$
(29) $13 - 9 =$
(30) $17 - 8 =$
(31) $8 + 5 =$
(32) $6 - 3 =$
(33) $11 - 8 =$
(34) $0 + 2 =$
(35) $13 - 4 =$
(36) $7 + 4 =$
(37) $9 - 4 =$

(38) $14 - 7 =$
(39) $9 + 5 =$
(40) $11 - 3 =$
(41) $1 + 1 =$
(42) $6 + 9 =$
(43) $7 - 1 =$
(44) $5 + 2 =$
(45) $15 - 9 =$
(46) $10 - 5 =$
(47) $3 + 3 =$
(48) $4 + 6 =$
(49) $5 - 3 =$
(50) $8 + 8 =$

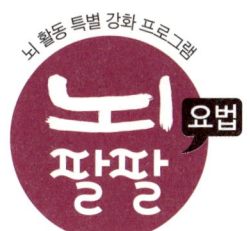

제19일

이름	날짜	시간
	월 일	시 분 초~ 시 분 초

※ 다음 계산을 하시오.

(1) 9 − 1 =

(2) 6 + 1 =

(3) 10 − 6 =

(4) 2 + 9 =

(5) 14 − 5 =

(6) 3 + 5 =

(7) 7 + 4 =

(8) 8 − 5 =

(9) 4 + 8 =

(10) 13 − 6 =

(11) 6 + 3 =

(12) 10 − 3 =

(13) 7 + 6 =

(14) 5 − 4 =

(15) 12 − 7 =

(16) 0 + 5 =

(17) 11 − 3 =

(18) 6 − 2 =

(19) 7 + 9 =

(20) 15 − 9 =

(21) 1 + 4 =

(22) 7 − 2 =

(23) 9 + 5 =

(24) 7 + 3 =

제19일

(25) 8 + 2 =

(26) 11 − 9 =

(27) 7 + 7 =

(28) 3 − 2 =

(29) 1 + 2 =

(30) 7 + 5 =

(31) 10 − 5 =

(32) 7 + 2 =

(33) 15 − 7 =

(34) 5 + 6 =

(35) 8 − 2 =

(36) 4 + 1 =

(37) 13 − 4 =

(38) 4 − 1 =

(39) 4 + 9 =

(40) 2 + 2 =

(41) 12 − 4 =

(42) 9 − 7 =

(43) 9 + 6 =

(44) 11 − 5 =

(45) 3 + 4 =

(46) 4 + 6 =

(47) 17 − 8 =

(48) 12 − 9 =

(49) 8 + 9 =

(50) 5 − 5 =

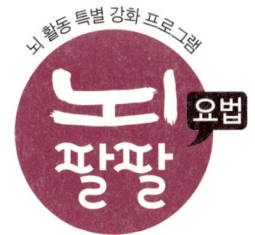

제20일

이름	날짜	시간
	월 일	시 분 초~ 시 분 초

※ 다음 계산을 하시오.

(1) 2 + 5 =

(2) 12 − 8 =

(3) 5 + 9 =

(4) 7 − 5 =

(5) 16 − 9 =

(6) 1 + 7 =

(7) 8 + 3 =

(8) 3 − 0 =

(9) 9 + 9 =

(10) 13 − 5 =

(11) 2 + 3 =

(12) 5 − 1 =

(13) 10 − 7 =

(14) 9 + 1 =

(15) 8 + 5 =

(16) 15 − 6 =

(17) 4 + 5 =

(18) 9 − 2 =

(19) 8 + 4 =

(20) 11 − 4 =

(21) 4 − 3 =

(22) 3 + 1 =

(23) 14 − 8 =

(24) 7 + 8 =

제20일

(25) 8 − 4 =
(26) 6 + 4 =
(27) 13 − 8 =
(28) 4 + 2 =
(29) 10 − 2 =
(30) 18 − 9 =
(31) 6 + 7 =
(32) 7 + 0 =
(33) 9 − 6 =
(34) 10 − 9 =
(35) 4 + 7 =
(36) 9 + 3 =
(37) 13 − 7 =

(38) 8 + 1 =
(39) 3 − 1 =
(40) 15 − 8 =
(41) 1 + 9 =
(42) 9 + 7 =
(43) 6 − 5 =
(44) 6 + 2 =
(45) 11 − 6 =
(46) 8 + 7 =
(47) 12 − 3 =
(48) 6 + 8 =
(49) 8 − 3 =
(50) 1 + 5 =

제4주
뇌 활성화 운동

| 이름 | | 날짜 | 월 | 일 |

수 세기 테스트

● 1부터 100까지 소리 내어 가능한 한 빨리 세어 보고, 소요 시간을 적으시오.

소요 시간 ☐ 분 ☐ 초

낱말 기억력 테스트

● 다음 낱말을 3분 동안 기억한 후, 뒷장으로 넘기시오.

송이	감자	부추
당근	미역	호박
배추	오디	두릅
자두	녹두	참외
망고	앵두	머위

● 앞장에서 기억한 낱말을 순서에 관계없이 아래의 □ 안에 3분 동안 써 보시오. 기억이 나지 않는다고 절대로 앞장으로 넘기지 마시오.

기억한 낱말 수 ☐ 개

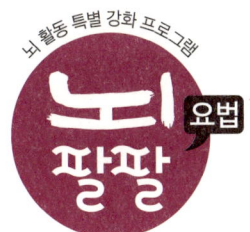

제21일

이름	날짜	시간
	월 일	시 분 초~ 시 분 초

※ 다음 계산을 하시오.

(1) 9 + 2 =

(2) 3 − 1 =

(3) 2 + 6 =

(4) 14 − 9 =

(5) 5 + 7 =

(6) 7 − 2 =

(7) 1 + 4 =

(8) 12 − 5 =

(9) 10 − 8 =

(10) 5 + 8 =

(11) 8 − 2 =

(12) 4 + 0 =

(13) 10 − 1 =

(14) 2 + 8 =

(15) 8 + 6 =

(16) 12 − 6 =

(17) 6 + 1 =

(18) 7 − 4 =

(19) 14 − 6 =

(20) 9 + 8 =

(21) 11 − 7 =

(22) 9 − 8 =

(23) 6 + 9 =

(24) 5 + 4 =

제21일

(25) 11 − 2 =

(26) 6 + 5 =

(27) 8 − 6 =

(28) 11 − 8 =

(29) 3 + 7 =

(30) 17 − 9 =

(31) 5 + 1 =

(32) 7 − 0 =

(33) 9 + 4 =

(34) 10 − 4 =

(35) 2 + 3 =

(36) 16 − 7 =

(37) 3 + 9 =

(38) 6 + 6 =

(39) 4 − 3 =

(40) 5 + 3 =

(41) 2 + 7 =

(42) 14 − 7 =

(43) 3 + 8 =

(44) 1 + 2 =

(45) 9 − 2 =

(46) 16 − 8 =

(47) 8 + 8 =

(48) 13 − 9 =

(49) 5 + 5 =

(50) 6 − 2 =

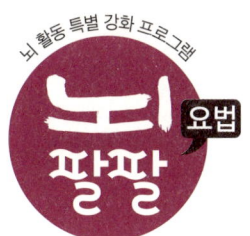

제22일

이름	날짜	시간
	월 일	시 분 초~ 시 분 초

※ 다음 계산을 하시오.

(1) 10 − 6 =

(2) 3 + 1 =

(3) 6 + 5 =

(4) 8 − 4 =

(5) 4 + 8 =

(6) 12 − 3 =

(7) 11 − 8 =

(8) 6 + 3 =

(9) 8 + 9 =

(10) 6 − 5 =

(11) 7 + 7 =

(12) 14 − 9 =

(13) 2 + 5 =

(14) 13 − 6 =

(15) 3 − 3 =

(16) 1 + 9 =

(17) 15 − 7 =

(18) 9 + 4 =

(19) 3 + 3 =

(20) 9 − 7 =

(21) 10 − 4 =

(22) 7 + 8 =

(23) 1 + 7 =

(24) 4 − 1 =

제22일

(25) 4 + 4 =

(26) 7 + 3 =

(27) 2 − 1 =

(28) 0 + 2 =

(29) 11 − 9 =

(30) 2 + 9 =

(31) 13 − 8 =

(32) 8 − 5 =

(33) 9 + 7 =

(34) 1 + 5 =

(35) 15 − 6 =

(36) 5 + 5 =

(37) 9 − 4 =

(38) 10 − 2 =

(39) 12 − 6 =

(40) 8 + 7 =

(41) 7 − 3 =

(42) 2 + 2 =

(43) 6 + 7 =

(44) 16 − 8 =

(45) 9 + 3 =

(46) 9 − 1 =

(47) 8 + 1 =

(48) 13 − 4 =

(49) 5 + 7 =

(50) 16 − 9 =

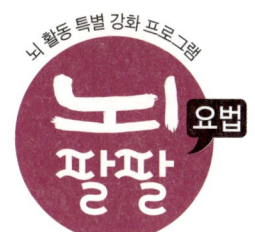

제23일

이름	날짜	시간
	월 일	시 분 초 ~ 시 분 초

※ 다음 계산을 하시오.

(1) 4 − 2 =

(2) 0 + 8 =

(3) 10 − 7 =

(4) 7 + 9 =

(5) 13 − 9 =

(6) 8 − 1 =

(7) 3 + 7 =

(8) 4 + 2 =

(9) 14 − 7 =

(10) 3 + 9 =

(11) 12 − 4 =

(12) 7 + 6 =

(13) 9 − 3 =

(14) 3 + 6 =

(15) 12 − 7 =

(16) 8 − 3 =

(17) 4 + 7 =

(18) 8 + 6 =

(19) 18 − 9 =

(20) 8 − 7 =

(21) 1 + 1 =

(22) 9 + 6 =

(23) 11 − 2 =

(24) 4 + 3 =

제23일

(25) 15 − 9 =
(26) 8 + 4 =
(27) 7 + 1 =
(28) 6 − 4 =
(29) 13 − 7 =
(30) 5 + 8 =
(31) 11 − 3 =
(32) 3 + 2 =
(33) 9 − 6 =
(34) 2 + 8 =
(35) 10 − 8 =
(36) 3 − 2 =
(37) 2 + 4 =

(38) 16 − 7 =
(39) 9 + 2 =
(40) 14 − 6 =
(41) 5 + 9 =
(42) 1 + 3 =
(43) 5 − 1 =
(44) 3 + 8 =
(45) 7 + 2 =
(46) 12 − 8 =
(47) 10 − 3 =
(48) 9 + 9 =
(49) 6 + 4 =
(50) 8 − 8 =

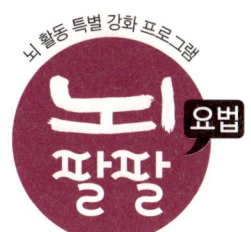

※ 다음 계산을 하시오.

(1) 8 + 3 =
(2) 10 − 5 =
(3) 4 − 0 =
(4) 2 + 1 =
(5) 7 + 5 =
(6) 14 − 8 =
(7) 8 + 8 =
(8) 11 − 7 =
(9) 4 + 5 =
(10) 6 + 9 =
(11) 7 − 5 =
(12) 10 − 9 =
(13) 13 − 5 =
(14) 3 + 5 =
(15) 6 − 3 =
(16) 8 + 5 =
(17) 11 − 4 =
(18) 1 + 6 =
(19) 9 − 5 =
(20) 6 + 8 =
(21) 5 + 2 =
(22) 17 − 8 =
(23) 9 + 1 =
(24) 5 − 4 =

제24일

(25) 7 − 1 =

(26) 11 − 6 =

(27) 6 + 2 =

(28) 4 + 6 =

(29) 17 − 9 =

(30) 5 − 2 =

(31) 3 + 4 =

(32) 6 + 6 =

(33) 1 + 8 =

(34) 12 − 9 =

(35) 5 + 6 =

(36) 8 + 2 =

(37) 14 − 5 =

(38) 7 − 6 =

(39) 6 + 0 =

(40) 12 − 5 =

(41) 10 − 1 =

(42) 7 + 4 =

(43) 4 + 9 =

(44) 5 − 3 =

(45) 11 − 5 =

(46) 4 + 1 =

(47) 9 + 5 =

(48) 15 − 8 =

(49) 6 − 1 =

(50) 9 + 8 =

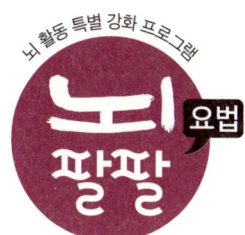

이름	날짜	시간
	월 일	시 분 초~ 시 분 초

제25일

※ 다음 계산을 하시오.

(1) 8 − 3 =

(2) 5 + 2 =

(3) 15 − 9 =

(4) 2 + 9 =

(5) 13 − 5 =

(6) 7 + 8 =

(7) 5 − 3 =

(8) 14 − 5 =

(9) 8 + 8 =

(10) 12 − 7 =

(11) 7 + 1 =

(12) 5 + 7 =

(13) 2 + 3 =

(14) 7 − 1 =

(15) 9 + 4 =

(16) 11 − 2 =

(17) 1 + 2 =

(18) 7 + 3 =

(19) 6 − 3 =

(20) 13 − 6 =

(21) 6 + 6 =

(22) 10 − 9 =

(23) 9 + 0 =

(24) 9 − 8 =

제25일

(25) 8 + 3 =

(26) 11 − 8 =

(27) 3 − 2 =

(28) 3 + 1 =

(29) 4 + 6 =

(30) 16 − 7 =

(31) 12 − 4 =

(32) 8 + 4 =

(33) 2 + 7 =

(34) 7 − 3 =

(35) 10 − 6 =

(36) 5 + 6 =

(37) 14 − 9 =

(38) 1 + 5 =

(39) 8 − 6 =

(40) 7 + 6 =

(41) 12 − 6 =

(42) 5 − 0 =

(43) 8 + 9 =

(44) 5 + 3 =

(45) 10 − 3 =

(46) 5 + 9 =

(47) 14 − 7 =

(48) 9 + 1 =

(49) 3 + 4 =

(50) 9 − 2 =

제5주
뇌 활성화 운동

| 이름 | | 날짜 | 월 | 일 |

수 세기 테스트

● 1부터 100까지 소리 내어 가능한 한 빨리 세어 보고, 소요 시간을 적으시오.

소요 시간 ☐ 분 ☐ 초

낱말 기억력 테스트

● 다음 낱말을 3분 동안 기억한 후, 뒷장으로 넘기시오.

딸기	상추	메밀
아욱	국화	은행
매실	죽순	단감
참깨	보리	토란
고추	수수	사과

● 앞장에서 기억한 낱말을 순서에 관계없이 아래의 □ 안에 3분 동안 써 보시오. 기억이 나지 않는다고 절대로 앞장으로 넘기지 마시오.

기억한 낱말 수 ☐ 개

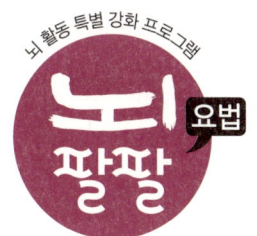

제26일

이름	날짜	시간
	월 일	시 분 초 ~ 시 분 초

※ 다음 계산을 하시오.

(1) 7 − 6 =

(2) 9 + 6 =

(3) 14 − 8 =

(4) 4 + 1 =

(5) 15 − 6 =

(6) 3 + 9 =

(7) 5 + 5 =

(8) 6 − 2 =

(9) 3 + 3 =

(10) 10 − 8 =

(11) 9 + 9 =

(12) 12 − 5 =

(13) 4 + 5 =

(14) 8 + 6 =

(15) 8 − 5 =

(16) 6 + 2 =

(17) 11 − 3 =

(18) 13 − 9 =

(19) 8 + 5 =

(20) 6 − 6 =

(21) 10 − 2 =

(22) 1 + 6 =

(23) 9 − 1 =

(24) 4 + 7 =

제26일

(25) $4 + 4 =$

(26) $12 - 8 =$

(27) $3 + 8 =$

(28) $0 + 7 =$

(29) $5 - 4 =$

(30) $6 + 4 =$

(31) $13 - 7 =$

(32) $7 + 7 =$

(33) $12 - 9 =$

(34) $6 + 3 =$

(35) $9 - 3 =$

(36) $13 - 4 =$

(37) $1 + 9 =$

(38) $6 - 1 =$

(39) $8 + 7 =$

(40) $10 - 5 =$

(41) $5 - 2 =$

(42) $5 + 8 =$

(43) $16 - 8 =$

(44) $2 + 2 =$

(45) $11 - 4 =$

(46) $9 + 7 =$

(47) $18 - 9 =$

(48) $1 + 1 =$

(49) $9 + 3 =$

(50) $7 - 5 =$

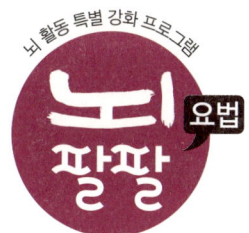

제27일

이름	날짜	시간
	월 일	시 분 초 ~ 시 분 초

※ 다음 계산을 하시오.

(1) 2 + 8 =
(2) 10 − 4 =
(3) 1 + 3 =
(4) 2 − 1 =
(5) 6 + 9 =
(6) 16 − 9 =
(7) 8 − 4 =
(8) 7 + 9 =
(9) 14 − 6 =
(10) 3 + 5 =
(11) 7 − 2 =
(12) 6 + 8 =

(13) 11 − 9 =
(14) 9 + 2 =
(15) 8 + 1 =
(16) 9 − 7 =
(17) 6 + 7 =
(18) 17 − 8 =
(19) 15 − 7 =
(20) 4 + 2 =
(21) 7 + 5 =
(22) 4 − 1 =
(23) 0 + 1 =
(24) 11 − 6 =

제27일

(25) 4 − 2 = ☐
(26) 4 + 3 = ☐
(27) 7 + 4 = ☐
(28) 10 − 7 = ☐
(29) 4 + 8 = ☐
(30) 13 − 8 = ☐
(31) 12 − 3 = ☐
(32) 5 + 4 = ☐
(33) 1 − 1 = ☐
(34) 11 − 5 = ☐
(35) 3 + 7 = ☐
(36) 8 − 1 = ☐
(37) 9 + 5 = ☐

(38) 17 − 9 = ☐
(39) 11 − 7 = ☐
(40) 1 + 7 = ☐
(41) 4 + 9 = ☐
(42) 9 − 5 = ☐
(43) 2 + 6 = ☐
(44) 10 − 1 = ☐
(45) 6 + 5 = ☐
(46) 8 − 7 = ☐
(47) 2 + 1 = ☐
(48) 8 + 2 = ☐
(49) 15 − 8 = ☐
(50) 9 + 8 = ☐

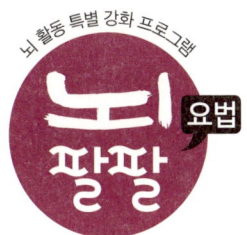

제28일

이름	날짜	시간
	월 일	시 분 초~ 시 분 초

※ 다음 계산을 하시오.

(1) 2 − 0 =

(2) 6 + 1 =

(3) 10 − 8 =

(4) 4 + 6 =

(5) 9 + 5 =

(6) 12 − 6 =

(7) 3 − 1 =

(8) 7 + 2 =

(9) 6 + 6 =

(10) 14 − 9 =

(11) 3 + 2 =

(12) 13 − 4 =

(13) 2 + 9 =

(14) 8 − 2 =

(15) 9 + 7 =

(16) 1 + 4 =

(17) 10 − 3 =

(18) 6 + 5 =

(19) 15 − 7 =

(20) 9 − 6 =

(21) 5 + 8 =

(22) 11 − 2 =

(23) 6 − 5 =

(24) 2 + 5 =

제28일

(25) $8 + 3 =$ ☐

(26) $15 - 6 =$ ☐

(27) $4 - 3 =$ ☐

(28) $2 + 4 =$ ☐

(29) $3 + 7 =$ ☐

(30) $10 - 4 =$ ☐

(31) $7 + 6 =$ ☐

(32) $1 + 8 =$ ☐

(33) $13 - 8 =$ ☐

(34) $8 + 4 =$ ☐

(35) $3 + 0 =$ ☐

(36) $7 - 4 =$ ☐

(37) $17 - 9 =$ ☐

(38) $9 + 1 =$ ☐

(39) $5 - 1 =$ ☐

(40) $11 - 7 =$ ☐

(41) $6 - 4 =$ ☐

(42) $6 + 9 =$ ☐

(43) $13 - 5 =$ ☐

(44) $3 + 6 =$ ☐

(45) $9 - 4 =$ ☐

(46) $11 - 4 =$ ☐

(47) $6 + 8 =$ ☐

(48) $12 - 9 =$ ☐

(49) $9 + 9 =$ ☐

(50) $5 + 1 =$ ☐

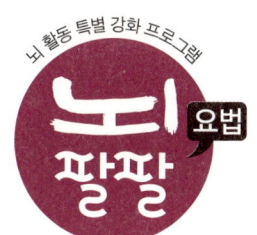

제29일

이름	날짜	시간
	월 일	시 분 초~ 시 분 초

※ 다음 계산을 하시오.

(1) 3 + 8 =

(2) 14 − 8 =

(3) 8 − 7 =

(4) 13 − 9 =

(5) 1 + 3 =

(6) 7 + 5 =

(7) 6 + 3 =

(8) 17 − 8 =

(9) 8 + 9 =

(10) 6 − 1 =

(11) 11 − 8 =

(12) 5 + 0 =

(13) 12 − 5 =

(14) 8 + 7 =

(15) 9 + 4 =

(16) 7 − 3 =

(17) 4 + 4 =

(18) 14 − 6 =

(19) 8 + 6 =

(20) 5 + 1 =

(21) 9 − 1 =

(22) 1 + 9 =

(23) 10 − 5 =

(24) 6 − 3 =

제29일

(25) $9 - 7 =$ ☐

(26) $3 + 2 =$ ☐

(27) $11 - 3 =$ ☐

(28) $7 + 8 =$ ☐

(29) $13 - 7 =$ ☐

(30) $3 + 9 =$ ☐

(31) $6 - 2 =$ ☐

(32) $10 - 9 =$ ☐

(33) $3 + 5 =$ ☐

(34) $14 - 5 =$ ☐

(35) $8 + 2 =$ ☐

(36) $1 + 1 =$ ☐

(37) $8 - 5 =$ ☐

(38) $6 + 7 =$ ☐

(39) $7 + 2 =$ ☐

(40) $12 - 8 =$ ☐

(41) $7 + 7 =$ ☐

(42) $10 - 1 =$ ☐

(43) $9 + 2 =$ ☐

(44) $16 - 9 =$ ☐

(45) $5 + 5 =$ ☐

(46) $4 - 3 =$ ☐

(47) $4 + 2 =$ ☐

(48) $14 - 7 =$ ☐

(49) $9 - 0 =$ ☐

(50) $8 + 8 =$ ☐

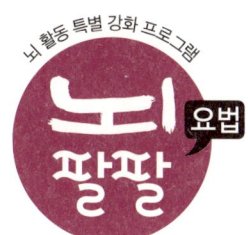

제30일

이름	날짜	시간
	월 일	시 분 초~ 시 분 초

※ 다음 계산을 하시오.

(1) 3 + 3 =

(2) 5 - 1 =

(3) 4 + 7 =

(4) 15 - 8 =

(5) 4 + 9 =

(6) 10 - 7 =

(7) 6 + 2 =

(8) 7 - 5 =

(9) 12 - 3 =

(10) 9 + 6 =

(11) 2 + 1 =

(12) 10 - 2 =

(13) 5 + 7 =

(14) 4 - 4 =

(15) 11 - 6 =

(16) 7 + 3 =

(17) 1 + 6 =

(18) 18 - 9 =

(19) 9 - 2 =

(20) 4 + 8 =

(21) 11 - 5 =

(22) 7 + 9 =

(23) 6 - 5 =

(24) 4 + 5 =

제30일

(25) $8 - 2 = \square$

(26) $6 + 4 = \square$

(27) $4 + 1 = \square$

(28) $10 - 6 = \square$

(29) $5 + 6 = \square$

(30) $2 - 1 = \square$

(31) $8 + 5 = \square$

(32) $16 - 8 = \square$

(33) $3 + 6 = \square$

(34) $7 + 4 = \square$

(35) $11 - 9 = \square$

(36) $5 - 3 = \square$

(37) $1 + 7 = \square$

(38) $13 - 6 = \square$

(39) $9 + 3 = \square$

(40) $2 + 8 = \square$

(41) $16 - 7 = \square$

(42) $9 - 6 = \square$

(43) $5 + 2 = \square$

(44) $15 - 9 = \square$

(45) $9 + 8 = \square$

(46) $5 + 9 = \square$

(47) $12 - 7 = \square$

(48) $0 + 6 = \square$

(49) $7 - 2 = \square$

(50) $12 - 4 = \square$

제6주
뇌 활성화 운동

| 이름 | | 날짜 | 월 | 일 |

수 세기 테스트

- 1부터 100까지 소리 내어 가능한 한 빨리 세어 보고, 소요 시간을 적으시오.

  소요 시간 ☐ 분 ☐ 초

낱말 기억력 테스트

- 다음 낱말을 3분 동안 기억한 후, 뒷장으로 넘기시오.

더덕	수박	냉이
우엉	곶감	쪽파
산삼	오이	멜론
호두	야자	파래
다래	체리	열무

● 앞장에서 기억한 낱말을 순서에 관계없이 아래의 □ 안에 3분 동안 써 보시오. 기억이 나지 않는다고 절대로 앞장으로 넘기지 마시오.

기억한 낱말 수 □ 개

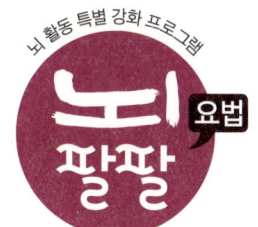

제31일

이름	날짜	시간
	월 일	시 분 초~ 시 분 초

※ 다음 계산을 하시오.

(1) 11 − 8 =

(2) 8 − 4 =

(3) 0 + 4 =

(4) 13 − 5 =

(5) 7 + 8 =

(6) 8 + 5 =

(7) 3 − 2 =

(8) 8 + 1 =

(9) 10 − 6 =

(10) 5 + 9 =

(11) 16 − 7 =

(12) 7 + 3 =

(13) 3 + 4 =

(14) 4 − 1 =

(15) 8 + 9 =

(16) 14 − 9 =

(17) 5 + 3 =

(18) 7 + 5 =

(19) 12 − 5 =

(20) 9 + 2 =

(21) 9 − 4 =

(22) 10 − 1 =

(23) 1 + 4 =

(24) 6 − 4 =

제31일

(25) $7 + 4 =$ ☐

(26) $5 - 4 =$ ☐

(27) $4 + 3 =$ ☐

(28) $16 - 9 =$ ☐

(29) $6 + 7 =$ ☐

(30) $2 + 2 =$ ☐

(31) $4 + 6 =$ ☐

(32) $12 - 6 =$ ☐

(33) $10 - 4 =$ ☐

(34) $1 + 2 =$ ☐

(35) $9 - 3 =$ ☐

(36) $11 - 9 =$ ☐

(37) $9 + 3 =$ ☐

(38) $13 - 8 =$ ☐

(39) $9 - 9 =$ ☐

(40) $6 + 1 =$ ☐

(41) $9 + 7 =$ ☐

(42) $15 - 7 =$ ☐

(43) $11 - 3 =$ ☐

(44) $6 + 8 =$ ☐

(45) $8 - 6 =$ ☐

(46) $12 - 3 =$ ☐

(47) $2 + 7 =$ ☐

(48) $7 - 4 =$ ☐

(49) $6 + 9 =$ ☐

(50) $8 + 2 =$ ☐

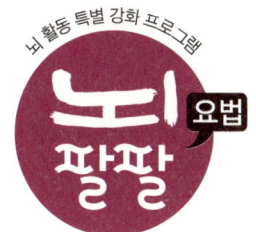

※ 다음 계산을 하시오.

(1) 8 + 3 =

(2) 1 − 0 =

(3) 13 − 9 =

(4) 2 + 4 =

(5) 4 + 7 =

(6) 9 − 5 =

(7) 7 + 9 =

(8) 11 − 2 =

(9) 2 + 3 =

(10) 12 − 7 =

(11) 9 + 1 =

(12) 8 − 1 =

(13) 10 − 7 =

(14) 1 + 8 =

(15) 8 + 6 =

(16) 14 − 8 =

(17) 4 − 2 =

(18) 2 + 6 =

(19) 4 + 9 =

(20) 14 − 7 =

(21) 3 + 1 =

(22) 17 − 9 =

(23) 4 + 8 =

(24) 9 − 8 =

제32일

(25) 14 − 6 =

(26) 7 + 1 =

(27) 7 − 6 =

(28) 10 − 3 =

(29) 6 + 4 =

(30) 5 − 2 =

(31) 8 + 7 =

(32) 11 − 4 =

(33) 2 + 0 =

(34) 17 − 8 =

(35) 9 + 4 =

(36) 5 + 7 =

(37) 7 − 1 =

(38) 2 + 5 =

(39) 7 + 7 =

(40) 11 − 7 =

(41) 2 + 9 =

(42) 5 + 4 =

(43) 13 − 4 =

(44) 2 + 8 =

(45) 8 − 3 =

(46) 9 + 9 =

(47) 10 − 9 =

(48) 1 + 5 =

(49) 13 − 7 =

(50) 3 − 1 =

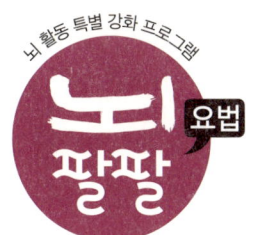

제33일

이름	날짜	시간
	월 일	시 분 초 ~ 시 분 초

※ 다음 계산을 하시오.

(1) $10 - 8 =$

(2) $1 + 3 =$

(3) $5 + 6 =$

(4) $12 - 4 =$

(5) $5 - 3 =$

(6) $9 + 8 =$

(7) $14 - 5 =$

(8) $6 + 3 =$

(9) $3 - 2 =$

(10) $8 + 4 =$

(11) $11 - 6 =$

(12) $5 + 8 =$

(13) $10 - 2 =$

(14) $3 + 5 =$

(15) $6 - 1 =$

(16) $9 + 6 =$

(17) $15 - 9 =$

(18) $7 - 3 =$

(19) $6 + 1 =$

(20) $1 + 9 =$

(21) $13 - 6 =$

(22) $6 + 6 =$

(23) $9 - 2 =$

(24) $8 + 0 =$

제33일

(25) $3 + 3 =$
(26) $9 - 7 =$
(27) $6 + 5 =$
(28) $7 + 6 =$
(29) $10 - 5 =$
(30) $2 + 5 =$
(31) $15 - 8 =$
(32) $8 - 2 =$
(33) $12 - 8 =$
(34) $3 + 8 =$
(35) $4 + 4 =$
(36) $4 - 1 =$
(37) $5 + 5 =$

(38) $12 - 9 =$
(39) $11 - 5 =$
(40) $1 + 8 =$
(41) $9 + 5 =$
(42) $5 - 4 =$
(43) $4 + 1 =$
(44) $16 - 8 =$
(45) $3 + 9 =$
(46) $18 - 9 =$
(47) $8 - 0 =$
(48) $8 + 8 =$
(49) $15 - 6 =$
(50) $3 + 7 =$

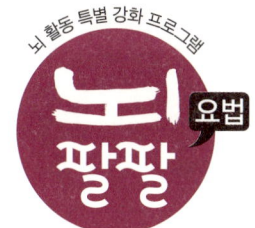

이름	날짜	시간
	월 일	시 분 초 ~ 시 분 초

제34일

※ 다음 계산을 하시오.

(1) 3 − 1 =

(2) 7 + 5 =

(3) 11 − 9 =

(4) 15 − 7 =

(5) 2 + 9 =

(6) 5 + 4 =

(7) 12 − 8 =

(8) 2 + 1 =

(9) 2 − 2 =

(10) 9 + 6 =

(11) 7 + 9 =

(12) 10 − 5 =

(13) 2 + 6 =

(14) 13 − 7 =

(15) 7 − 4 =

(16) 7 + 7 =

(17) 1 + 5 =

(18) 11 − 2 =

(19) 9 − 5 =

(20) 16 − 9 =

(21) 7 + 6 =

(22) 7 − 6 =

(23) 7 + 3 =

(24) 3 + 2 =

제34일

(25) 16 − 7 =
(26) 0 + 3 =
(27) 4 − 3 =
(28) 10 − 4 =
(29) 7 + 4 =
(30) 8 − 5 =
(31) 4 + 3 =
(32) 13 − 9 =
(33) 3 + 9 =
(34) 1 + 4 =
(35) 9 − 4 =
(36) 8 + 6 =
(37) 14 − 5 =

(38) 9 + 1 =
(39) 12 − 4 =
(40) 2 + 7 =
(41) 6 − 4 =
(42) 4 + 6 =
(43) 13 − 6 =
(44) 11 − 3 =
(45) 5 + 8 =
(46) 5 − 1 =
(47) 7 + 1 =
(48) 10 − 7 =
(49) 5 + 6 =
(50) 9 + 9 =

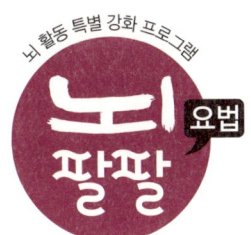

※ 다음 계산을 하시오.

(1) 3 + 8 =
(2) 10 − 9 =
(3) 6 + 2 =
(4) 4 + 9 =
(5) 6 − 2 =
(6) 11 − 4 =
(7) 0 + 9 =
(8) 9 − 8 =
(9) 4 + 8 =
(10) 12 − 7 =
(11) 14 − 8 =
(12) 9 + 8 =

(13) 8 − 1 =
(14) 2 + 4 =
(15) 10 − 2 =
(16) 9 + 5 =
(17) 13 − 4 =
(18) 4 − 2 =
(19) 8 + 7 =
(20) 1 + 1 =
(21) 15 − 6 =
(22) 6 + 4 =
(23) 4 + 5 =
(24) 8 − 3 =

제35일

(25) 9 − 1 =

(26) 8 + 2 =

(27) 18 − 9 =

(28) 4 + 7 =

(29) 14 − 6 =

(30) 1 + 2 =

(31) 6 − 5 =

(32) 6 + 6 =

(33) 14 − 9 =

(34) 2 + 2 =

(35) 9 + 4 =

(36) 12 − 5 =

(37) 5 + 1 =

(38) 5 − 2 =

(39) 1 + 9 =

(40) 11 − 8 =

(41) 7 − 7 =

(42) 10 − 6 =

(43) 6 + 5 =

(44) 7 + 2 =

(45) 15 − 8 =

(46) 8 + 8 =

(47) 6 + 8 =

(48) 11 − 5 =

(49) 3 + 4 =

(50) 8 − 4 =

제7주
뇌 활성화 운동

| 이름 | | 날짜 | 월 | 일 |

수 세기 테스트

● 1부터 100까지 소리 내어 가능한 한 빨리 세어 보고, 소요 시간을 적으시오.

소요 시간 ☐ 분 ☐ 초

낱말 기억력 테스트

● 다음 낱말을 3분 동안 기억한 후, 뒷장으로 넘기시오.

밤	고구마	조
미나리	귤	산수유
오미자	바나나	톳
눈	청경채	마늘종
다시마	뽕	달

● 앞장에서 기억한 낱말을 순서에 관계없이 아래의 □ 안에 3분 동안 써 보시오. 기억이 나지 않는다고 절대로 앞장으로 넘기지 마시오.

기억한 낱말 수 □ 개

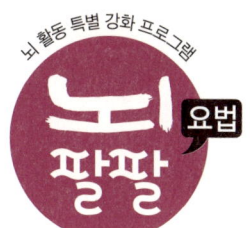

제36일

이름	날짜	시간
	월 일	시 분 초~ 시 분 초

※ 다음 계산을 하시오.

(1) 3 + 1 =

(2) 17 − 9 =

(3) 7 − 5 =

(4) 9 + 2 =

(5) 13 − 8 =

(6) 6 + 7 =

(7) 12 − 6 =

(8) 5 + 2 =

(9) 9 − 6 =

(10) 9 + 7 =

(11) 12 − 9 =

(12) 2 + 3 =

(13) 11 − 7 =

(14) 5 + 7 =

(15) 7 − 1 =

(16) 3 + 6 =

(17) 2 + 8 =

(18) 17 − 8 =

(19) 8 + 4 =

(20) 8 − 7 =

(21) 6 + 9 =

(22) 10 − 3 =

(23) 1 + 7 =

(24) 6 − 0 =

제36일

(25) $7 + 8 =$ ☐

(26) $9 - 3 =$ ☐

(27) $15 - 9 =$ ☐

(28) $5 + 3 =$ ☐

(29) $8 + 5 =$ ☐

(30) $12 - 3 =$ ☐

(31) $1 + 0 =$ ☐

(32) $8 - 6 =$ ☐

(33) $13 - 5 =$ ☐

(34) $5 + 5 =$ ☐

(35) $9 + 3 =$ ☐

(36) $10 - 8 =$ ☐

(37) $2 - 1 =$ ☐

(38) $8 + 1 =$ ☐

(39) $16 - 8 =$ ☐

(40) $11 - 6 =$ ☐

(41) $6 - 3 =$ ☐

(42) $5 + 9 =$ ☐

(43) $4 + 2 =$ ☐

(44) $14 - 7 =$ ☐

(45) $8 + 3 =$ ☐

(46) $1 + 6 =$ ☐

(47) $10 - 1 =$ ☐

(48) $7 - 2 =$ ☐

(49) $8 + 9 =$ ☐

(50) $3 + 7 =$ ☐

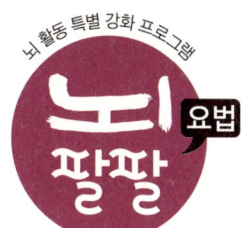

이름	날짜	시간
	월 일	시 분 초~ 시 분 초

제37일

※ 다음 계산을 하시오.

(1) 10 − 7 =

(2) 4 + 9 =

(3) 3 + 6 =

(4) 3 − 2 =

(5) 12 − 8 =

(6) 4 + 0 =

(7) 9 + 1 =

(8) 11 − 6 =

(9) 8 − 4 =

(10) 4 + 7 =

(11) 6 + 1 =

(12) 14 − 6 =

(13) 8 + 6 =

(14) 7 − 2 =

(15) 5 + 7 =

(16) 10 − 3 =

(17) 4 − 1 =

(18) 4 + 4 =

(19) 15 − 9 =

(20) 9 + 8 =

(21) 14 − 5 =

(22) 1 + 4 =

(23) 9 − 7 =

(24) 8 + 7 =

제37일

(25) $6 - 5 =$ ☐

(26) $7 + 2 =$ ☐

(27) $8 + 4 =$ ☐

(28) $11 - 9 =$ ☐

(29) $2 + 1 =$ ☐

(30) $8 + 8 =$ ☐

(31) $13 - 7 =$ ☐

(32) $4 + 6 =$ ☐

(33) $3 + 4 =$ ☐

(34) $9 - 2 =$ ☐

(35) $15 - 6 =$ ☐

(36) $7 + 8 =$ ☐

(37) $11 - 2 =$ ☐

(38) $1 + 7 =$ ☐

(39) $7 + 3 =$ ☐

(40) $5 - 1 =$ ☐

(41) $4 + 2 =$ ☐

(42) $10 - 5 =$ ☐

(43) $12 - 4 =$ ☐

(44) $5 + 9 =$ ☐

(45) $3 - 0 =$ ☐

(46) $7 + 6 =$ ☐

(47) $17 - 9 =$ ☐

(48) $9 + 2 =$ ☐

(49) $12 - 5 =$ ☐

(50) $7 - 5 =$ ☐

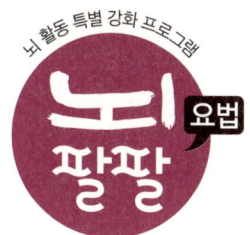

이름	날짜	시간
	월 일	시 분 초~ 시 분 초

제38일

※ 다음 계산을 하시오.

(1) 5 + 2 =

(2) 12 − 9 =

(3) 13 − 5 =

(4) 2 + 9 =

(5) 3 − 1 =

(6) 11 − 4 =

(7) 8 + 5 =

(8) 1 + 3 =

(9) 5 − 5 =

(10) 4 + 8 =

(11) 9 + 6 =

(12) 12 − 6 =

(13) 4 + 5 =

(14) 14 − 7 =

(15) 6 + 4 =

(16) 7 − 6 =

(17) 9 + 7 =

(18) 5 + 1 =

(19) 17 − 8 =

(20) 8 − 2 =

(21) 7 + 7 =

(22) 10 − 6 =

(23) 9 − 6 =

(24) 6 + 2 =

제38일

(25) 5 − 3 =
(26) 10 − 9 =
(27) 2 + 8 =
(28) 8 + 1 =
(29) 15 − 8 =
(30) 7 − 4 =
(31) 3 + 9 =
(32) 6 + 7 =
(33) 11 − 5 =
(34) 3 + 3 =
(35) 15 − 7 =
(36) 5 + 6 =
(37) 9 − 4 =

(38) 12 − 7 =
(39) 9 + 5 =
(40) 18 − 9 =
(41) 5 + 3 =
(42) 1 + 2 =
(43) 7 − 1 =
(44) 13 − 4 =
(45) 5 + 5 =
(46) 8 + 3 =
(47) 10 − 2 =
(48) 9 + 9 =
(49) 4 − 3 =
(50) 0 + 5 =

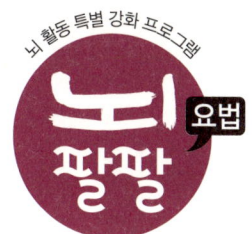

제39일

이름	날짜	시간
	월 일	시 분 초~ 시 분 초

※ 다음 계산을 하시오.

(1) 8 − 6 =
(2) 8 + 9 =
(3) 13 − 8 =
(4) 2 + 4 =
(5) 9 + 3 =
(6) 11 − 3 =
(7) 6 − 1 =
(8) 6 + 8 =
(9) 0 + 8 =
(10) 16 − 9 =
(11) 6 + 3 =
(12) 10 − 8 =

(13) 3 + 8 =
(14) 8 − 7 =
(15) 1 + 6 =
(16) 14 − 8 =
(17) 16 − 7 =
(18) 6 + 5 =
(19) 5 + 8 =
(20) 9 − 5 =
(21) 10 − 1 =
(22) 3 + 1 =
(23) 5 − 2 =
(24) 1 + 9 =

제39일

(25) 6 + 6 =
(26) 11 − 8 =
(27) 7 + 4 =
(28) 9 − 1 =
(29) 10 − 4 =
(30) 4 + 1 =
(31) 9 + 4 =
(32) 13 − 6 =
(33) 3 + 5 =
(34) 5 − 4 =
(35) 13 − 9 =
(36) 7 + 5 =
(37) 1 + 8 =

(38) 11 − 7 =
(39) 8 + 2 =
(40) 6 + 9 =
(41) 8 − 8 =
(42) 4 + 3 =
(43) 12 − 3 =
(44) 3 + 7 =
(45) 16 − 8 =
(46) 7 − 3 =
(47) 7 + 9 =
(48) 2 + 2 =
(49) 14 − 9 =
(50) 8 − 5 =

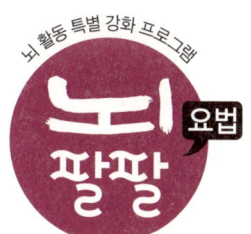

제40일

이름	날짜	시간
	월 일	시 분 초 ~ 시 분 초

※ 다음 계산을 하시오.

(1) 5 + 5 =

(2) 11 − 9 =

(3) 3 + 9 =

(4) 4 − 0 =

(5) 10 − 2 =

(6) 1 + 5 =

(7) 12 − 6 =

(8) 2 − 1 =

(9) 5 + 6 =

(10) 2 + 6 =

(11) 15 − 6 =

(12) 8 + 5 =

(13) 11 − 2 =

(14) 1 + 1 =

(15) 6 − 3 =

(16) 7 + 9 =

(17) 2 + 3 =

(18) 13 − 9 =

(19) 9 + 2 =

(20) 9 − 3 =

(21) 7 + 7 =

(22) 14 − 7 =

(23) 5 + 4 =

(24) 4 − 2 =

제40일

(25) 6 − 2 =
(26) 3 + 2 =
(27) 10 − 7 =
(28) 13 − 5 =
(29) 6 + 4 =
(30) 5 + 7 =
(31) 8 − 1 =
(32) 2 + 7 =
(33) 12 − 3 =
(34) 3 + 8 =
(35) 9 − 8 =
(36) 8 + 6 =
(37) 14 − 9 =

(38) 6 + 0 =
(39) 16 − 8 =
(40) 1 + 9 =
(41) 2 + 5 =
(42) 6 − 4 =
(43) 9 + 6 =
(44) 15 − 8 =
(45) 6 + 7 =
(46) 11 − 7 =
(47) 7 + 1 =
(48) 9 + 9 =
(49) 10 − 4 =
(50) 8 − 3 =

제8주 뇌 활성화 운동

| 이름 | | 날짜 | 월 | 일 |

수 세기 테스트

● 1부터 100까지 소리 내어 가능한 한 빨리 세어 보고, 소요 시간을 적으시오.

소요 시간 ☐ 분 ☐ 초

낱말 기억력 테스트

● 다음 낱말을 3분 동안 기억한 후, 뒷장으로 넘기시오.

감귤	강낭콩	양배추
양파	시래기	들깨
도라지	깻잎	질경이
복숭아	민들레	석류
봄동	청각	느타리

● 앞장에서 기억한 낱말을 순서에 관계없이 아래의 □ 안에 3분 동안 써 보시오. 기억이 나지 않는다고 절대로 앞장으로 넘기지 마시오.

기억한 낱말 수 □ 개

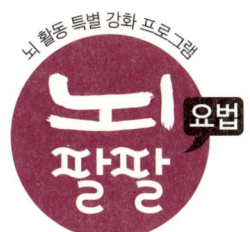

이름	날짜	시간
	월 일	시 분 초 ~ 시 분 초

제41일

※ 다음 계산을 하시오.

(1) 4 − 3 =

(2) 9 + 5 =

(3) 11 − 5 =

(4) 1 + 2 =

(5) 10 − 9 =

(6) 2 + 8 =

(7) 4 + 9 =

(8) 8 − 1 =

(9) 16 − 7 =

(10) 7 + 1 =

(11) 10 − 3 =

(12) 8 + 8 =

(13) 4 + 7 =

(14) 5 + 4 =

(15) 7 − 3 =

(16) 13 − 8 =

(17) 4 + 8 =

(18) 8 − 3 =

(19) 7 + 0 =

(20) 12 − 9 =

(21) 8 + 7 =

(22) 14 − 6 =

(23) 3 + 3 =

(24) 9 − 7 =

제41일

(25) 17 − 9 = ☐
(26) 3 − 1 = ☐
(27) 7 + 4 = ☐
(28) 6 + 8 = ☐
(29) 11 − 3 = ☐
(30) 12 − 5 = ☐
(31) 7 − 0 = ☐
(32) 3 + 1 = ☐
(33) 6 + 6 = ☐
(34) 12 − 8 = ☐
(35) 4 + 3 = ☐
(36) 13 − 7 = ☐
(37) 3 + 7 = ☐

(38) 10 − 1 = ☐
(39) 1 + 5 = ☐
(40) 8 − 7 = ☐
(41) 14 − 5 = ☐
(42) 7 + 6 = ☐
(43) 6 − 3 = ☐
(44) 8 + 9 = ☐
(45) 6 + 3 = ☐
(46) 9 + 1 = ☐
(47) 11 − 6 = ☐
(48) 9 − 5 = ☐
(49) 6 + 9 = ☐
(50) 2 + 6 = ☐

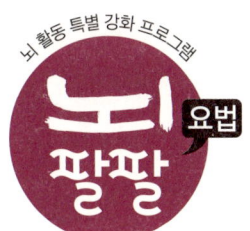

제42일

이름	날짜	시간
	월 일	시 분 초~ 시 분 초

※ 다음 계산을 하시오.

(1) 3 + 5 =

(2) 10 − 6 =

(3) 6 − 5 =

(4) 2 + 9 =

(5) 7 + 5 =

(6) 12 − 4 =

(7) 5 + 1 =

(8) 15 − 9 =

(9) 9 + 4 =

(10) 9 − 1 =

(11) 7 + 3 =

(12) 11 − 8 =

(13) 3 − 3 =

(14) 2 + 7 =

(15) 8 + 4 =

(16) 16 − 9 =

(17) 9 + 8 =

(18) 5 + 2 =

(19) 8 − 4 =

(20) 7 + 8 =

(21) 17 − 8 =

(22) 1 + 4 =

(23) 12 − 7 =

(24) 7 − 4 =

제42일

(25) 4 + 6 =

(26) 5 + 3 =

(27) 4 − 2 =

(28) 14 − 8 =

(29) 5 + 8 =

(30) 9 − 3 =

(31) 1 + 8 =

(32) 10 − 8 =

(33) 8 + 3 =

(34) 13 − 4 =

(35) 0 + 2 =

(36) 6 − 1 =

(37) 9 + 3 =

(38) 11 − 4 =

(39) 6 + 5 =

(40) 8 − 5 =

(41) 18 − 9 =

(42) 8 + 2 =

(43) 6 + 1 =

(44) 13 − 6 =

(45) 5 − 4 =

(46) 5 + 9 =

(47) 2 + 2 =

(48) 15 − 7 =

(49) 9 + 7 =

(50) 10 − 5 =

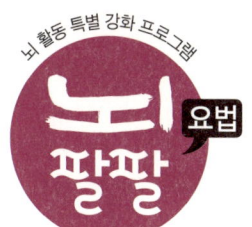

제43일

이름	날짜	시간
	월 일	시 분 초 ~ 시 분 초

※ 다음 계산을 하시오.

(1) 8 − 6 =

(2) 7 + 4 =

(3) 0 + 9 =

(4) 15 − 6 =

(5) 5 + 9 =

(6) 10 − 3 =

(7) 6 − 2 =

(8) 9 + 1 =

(9) 13 − 8 =

(10) 3 + 2 =

(11) 10 − 7 =

(12) 8 + 5 =

(13) 7 + 2 =

(14) 9 − 8 =

(15) 12 − 4 =

(16) 1 + 1 =

(17) 13 − 9 =

(18) 8 + 4 =

(19) 9 + 9 =

(20) 7 − 2 =

(21) 2 + 5 =

(22) 11 − 5 =

(23) 4 − 1 =

(24) 7 + 8 =

제43일

(25) 6 + 7 =
(26) 10 − 9 =
(27) 2 + 8 =
(28) 4 + 1 =
(29) 5 − 1 =
(30) 9 + 6 =
(31) 11 − 4 =
(32) 5 + 7 =
(33) 16 − 7 =
(34) 9 − 2 =
(35) 14 − 6 =
(36) 1 + 6 =
(37) 5 − 3 =

(38) 6 + 4 =
(39) 11 − 2 =
(40) 2 + 3 =
(41) 7 + 7 =
(42) 14 − 7 =
(43) 4 + 4 =
(44) 1 − 1 =
(45) 2 + 9 =
(46) 12 − 6 =
(47) 15 − 9 =
(48) 9 + 7 =
(49) 7 − 6 =
(50) 2 + 4 =

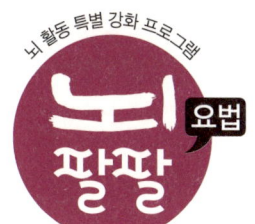

이름	날짜	시간
	월 일	시 분 초 ~ 시 분 초

제44일

※ 다음 계산을 하시오.

(1) 2 + 1 =

(2) 8 + 3 =

(3) 12 − 9 =

(4) 5 − 0 =

(5) 6 + 8 =

(6) 3 + 6 =

(7) 11 − 6 =

(8) 12 − 8 =

(9) 9 + 3 =

(10) 5 + 5 =

(11) 7 − 5 =

(12) 10 − 1 =

(13) 14 − 5 =

(14) 8 − 2 =

(15) 4 + 2 =

(16) 4 + 7 =

(17) 16 − 9 =

(18) 8 + 8 =

(19) 2 − 1 =

(20) 4 + 5 =

(21) 13 − 7 =

(22) 4 + 9 =

(23) 1 + 7 =

(24) 9 − 6 =

제44일

(25) $10 - 8 =$ ☐

(26) $5 + 6 =$ ☐

(27) $12 - 5 =$ ☐

(28) $1 + 3 =$ ☐

(29) $9 + 5 =$ ☐

(30) $15 - 7 =$ ☐

(31) $6 - 4 =$ ☐

(32) $5 + 0 =$ ☐

(33) $4 + 8 =$ ☐

(34) $14 - 8 =$ ☐

(35) $3 + 4 =$ ☐

(36) $7 + 3 =$ ☐

(37) $3 - 2 =$ ☐

(38) $8 + 7 =$ ☐

(39) $10 - 2 =$ ☐

(40) $8 + 1 =$ ☐

(41) $17 - 8 =$ ☐

(42) $9 - 4 =$ ☐

(43) $7 + 6 =$ ☐

(44) $6 + 2 =$ ☐

(45) $14 - 9 =$ ☐

(46) $1 + 9 =$ ☐

(47) $7 - 1 =$ ☐

(48) $11 - 7 =$ ☐

(49) $8 + 9 =$ ☐

(50) $5 - 2 =$ ☐

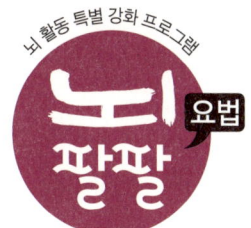

제45일

이름	날짜	시간
	월 일	시 분 초~ 시 분 초

※ 다음 계산을 하시오.

(1) 4 − 2 =

(2) 9 + 2 =

(3) 12 − 7 =

(4) 5 + 8 =

(5) 10 − 4 =

(6) 1 + 1 =

(7) 5 − 1 =

(8) 7 + 5 =

(9) 15 − 8 =

(10) 6 + 9 =

(11) 13 − 4 =

(12) 3 + 3 =

(13) 9 + 8 =

(14) 6 − 3 =

(15) 6 + 2 =

(16) 10 − 6 =

(17) 3 + 7 =

(18) 16 − 8 =

(19) 9 − 4 =

(20) 1 + 8 =

(21) 6 + 6 =

(22) 11 − 9 =

(23) 5 − 4 =

(24) 3 + 0 =

제45일

(25) 11 − 8 =

(26) 2 − 1 =

(27) 5 + 3 =

(28) 4 + 6 =

(29) 18 − 9 =

(30) 13 − 5 =

(31) 3 + 9 =

(32) 8 + 2 =

(33) 9 − 2 =

(34) 1 + 5 =

(35) 10 − 5 =

(36) 6 + 5 =

(37) 8 − 4 =

(38) 17 − 9 =

(39) 3 + 4 =

(40) 11 − 3 =

(41) 8 + 6 =

(42) 3 + 8 =

(43) 6 − 4 =

(44) 13 − 6 =

(45) 2 + 7 =

(46) 9 + 4 =

(47) 12 − 3 =

(48) 7 + 9 =

(49) 1 − 0 =

(50) 3 + 2 =

제9주
뇌 활성화 운동

이름 □ 날짜 월 일

수 세기 테스트

- 1부터 100까지 소리 내어 가능한 한 빨리 세어 보고, 소요 시간을 적으시오.

소요 시간 □ 분 □ 초

낱말 기억력 테스트

- 다음 낱말을 3분 동안 기억한 후, 뒷장으로 넘기시오.

단호박	완두	뚱딴지
실파	고사리	피망
옥수수	마늘	풋마늘
참마	무화과	대추
복분자	근대	양송이

● 앞장에서 기억한 낱말을 순서에 관계없이 아래의 □ 안에 3분 동안 써 보시오. 기억이 나지 않는다고 절대로 앞장으로 넘기지 마시오.

기억한 낱말 수 □ 개

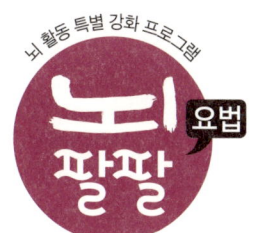

이름	날짜	시간
	월 일	시 분 초 ~ 시 분 초

제46일

※ 다음 계산을 하시오.

(1) 1 + 2 =

(2) 9 − 9 =

(3) 3 + 8 =

(4) 6 + 7 =

(5) 11 − 2 =

(6) 15 − 7 =

(7) 3 + 5 =

(8) 7 − 5 =

(9) 6 + 8 =

(10) 12 − 9 =

(11) 5 + 4 =

(12) 13 − 8 =

(13) 8 − 2 =

(14) 9 + 3 =

(15) 12 − 5 =

(16) 6 + 1 =

(17) 18 − 9 =

(18) 1 + 9 =

(19) 4 − 1 =

(20) 6 + 5 =

(21) 10 − 4 =

(22) 8 + 8 =

(23) 4 + 2 =

(24) 9 − 8 =

제46일

(25) $7 + 3 = \boxed{}$

(26) $10 - 9 = \boxed{}$

(27) $3 - 2 = \boxed{}$

(28) $8 + 5 = \boxed{}$

(29) $12 - 8 = \boxed{}$

(30) $0 + 6 = \boxed{}$

(31) $9 + 2 = \boxed{}$

(32) $11 - 4 = \boxed{}$

(33) $3 + 1 = \boxed{}$

(34) $8 - 5 = \boxed{}$

(35) $6 + 6 = \boxed{}$

(36) $15 - 6 = \boxed{}$

(37) $2 + 5 = \boxed{}$

(38) $10 - 2 = \boxed{}$

(39) $9 - 3 = \boxed{}$

(40) $4 + 6 = \boxed{}$

(41) $8 + 9 = \boxed{}$

(42) $12 - 6 = \boxed{}$

(43) $14 - 7 = \boxed{}$

(44) $1 + 7 = \boxed{}$

(45) $6 - 1 = \boxed{}$

(46) $11 - 6 = \boxed{}$

(47) $7 + 8 = \boxed{}$

(48) $5 - 3 = \boxed{}$

(49) $6 + 3 = \boxed{}$

(50) $5 + 9 = \boxed{}$

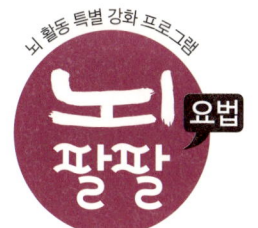

제47일

이름	날짜	시간
	월 일	시 분 초 ~ 시 분 초

※ 다음 계산을 하시오.

(1) 10 − 8 =

(2) 7 + 5 =

(3) 4 + 1 =

(4) 7 − 2 =

(5) 9 + 6 =

(6) 11 − 7 =

(7) 9 − 7 =

(8) 4 + 7 =

(9) 7 + 2 =

(10) 15 − 9 =

(11) 4 + 9 =

(12) 4 − 3 =

(13) 16 − 7 =

(14) 0 + 4 =

(15) 10 − 5 =

(16) 8 + 2 =

(17) 8 − 1 =

(18) 14 − 8 =

(19) 1 + 6 =

(20) 11 − 3 =

(21) 7 + 7 =

(22) 9 + 8 =

(23) 6 − 2 =

(24) 4 + 4 =

제47일

(25) $9 + 1 =$ ☐

(26) $8 - 7 =$ ☐

(27) $8 + 7 =$ ☐

(28) $13 - 9 =$ ☐

(29) $10 - 3 =$ ☐

(30) $2 + 2 =$ ☐

(31) $9 - 1 =$ ☐

(32) $12 - 4 =$ ☐

(33) $7 + 1 =$ ☐

(34) $17 - 9 =$ ☐

(35) $5 - 2 =$ ☐

(36) $5 + 6 =$ ☐

(37) $3 + 9 =$ ☐

(38) $11 - 8 =$ ☐

(39) $7 - 3 =$ ☐

(40) $8 + 6 =$ ☐

(41) $13 - 4 =$ ☐

(42) $4 + 5 =$ ☐

(43) $3 + 7 =$ ☐

(44) $2 - 2 =$ ☐

(45) $2 + 1 =$ ☐

(46) $7 + 6 =$ ☐

(47) $12 - 7 =$ ☐

(48) $7 + 9 =$ ☐

(49) $4 + 3 =$ ☐

(50) $14 - 5 =$ ☐

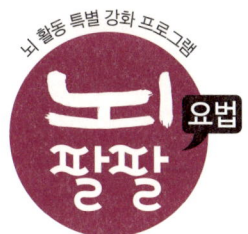

제48일

이름	날짜	시간
	월 일	시 분 초~ 시 분 초

※ 다음 계산을 하시오.

(1) 2 + 3 =

(2) 11 − 5 =

(3) 9 − 6 =

(4) 8 + 4 =

(5) 10 − 7 =

(6) 5 + 2 =

(7) 16 − 8 =

(8) 2 + 9 =

(9) 1 + 3 =

(10) 6 − 5 =

(11) 9 + 9 =

(12) 14 − 9 =

(13) 2 − 0 =

(14) 7 + 4 =

(15) 15 − 8 =

(16) 5 + 1 =

(17) 10 − 1 =

(18) 5 + 7 =

(19) 3 + 6 =

(20) 8 − 6 =

(21) 9 + 4 =

(22) 13 − 6 =

(23) 5 + 5 =

(24) 7 − 1 =

제48일

(25) 3 − 1 =

(26) 8 + 3 =

(27) 4 + 8 =

(28) 10 − 6 =

(29) 1 + 4 =

(30) 17 − 8 =

(31) 2 + 8 =

(32) 7 − 4 =

(33) 9 + 7 =

(34) 8 + 1 =

(35) 13 − 5 =

(36) 2 + 6 =

(37) 11 − 9 =

(38) 8 − 3 =

(39) 12 − 3 =

(40) 6 + 4 =

(41) 9 + 5 =

(42) 16 − 9 =

(43) 5 + 8 =

(44) 7 − 6 =

(45) 2 + 4 =

(46) 14 − 6 =

(47) 6 + 9 =

(48) 1 + 0 =

(49) 13 − 7 =

(50) 9 − 5 =

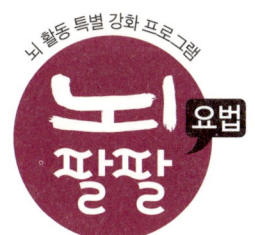

※ 다음 계산을 하시오.

(1) 7 − 3 =

(2) 14 − 9 =

(3) 6 + 5 =

(4) 1 + 3 =

(5) 12 − 8 =

(6) 9 + 4 =

(7) 8 − 7 =

(8) 7 + 3 =

(9) 10 − 4 =

(10) 2 + 0 =

(11) 7 + 7 =

(12) 13 − 5 =

(13) 2 + 9 =

(14) 9 − 2 =

(15) 5 + 3 =

(16) 11 − 4 =

(17) 9 + 9 =

(18) 10 − 7 =

(19) 6 − 1 =

(20) 2 + 4 =

(21) 15 − 6 =

(22) 4 + 8 =

(23) 4 − 2 =

(24) 6 + 1 =

제49일

(25) $4 + 1 =$ ☐

(26) $8 + 2 =$ ☐

(27) $10 - 2 =$ ☐

(28) $2 - 1 =$ ☐

(29) $9 + 6 =$ ☐

(30) $11 - 2 =$ ☐

(31) $14 - 8 =$ ☐

(32) $6 + 8 =$ ☐

(33) $9 - 6 =$ ☐

(34) $3 + 6 =$ ☐

(35) $9 + 3 =$ ☐

(36) $12 - 7 =$ ☐

(37) $11 - 9 =$ ☐

(38) $6 - 2 =$ ☐

(39) $1 + 7 =$ ☐

(40) $6 + 7 =$ ☐

(41) $16 - 7 =$ ☐

(42) $4 + 3 =$ ☐

(43) $8 - 0 =$ ☐

(44) $3 + 8 =$ ☐

(45) $4 + 6 =$ ☐

(46) $15 - 7 =$ ☐

(47) $2 + 3 =$ ☐

(48) $16 - 9 =$ ☐

(49) $7 - 5 =$ ☐

(50) $9 + 7 =$ ☐

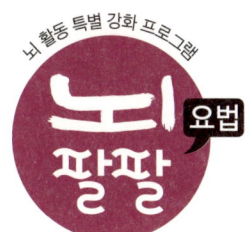

제50일

이름	날짜	시간
	월 일	시 분 초 ~ 시 분 초

※ 다음 계산을 하시오.

(1) 13 − 8 =

(2) 9 − 7 =

(3) 3 + 3 =

(4) 4 + 7 =

(5) 14 − 7 =

(6) 12 − 9 =

(7) 8 + 4 =

(8) 6 − 6 =

(9) 5 + 2 =

(10) 7 + 6 =

(11) 11 − 5 =

(12) 8 + 1 =

(13) 5 + 9 =

(14) 7 + 9 =

(15) 16 − 8 =

(16) 4 + 4 =

(17) 7 − 1 =

(18) 8 + 7 =

(19) 10 − 6 =

(20) 1 + 2 =

(21) 5 − 2 =

(22) 18 − 9 =

(23) 9 + 1 =

(24) 6 − 5 =

제50일

(25) $2 + 8 =$

(26) $7 - 4 =$

(27) $12 - 5 =$

(28) $7 + 5 =$

(29) $1 + 1 =$

(30) $10 - 8 =$

(31) $11 - 3 =$

(32) $9 + 8 =$

(33) $2 + 6 =$

(34) $4 - 3 =$

(35) $9 + 2 =$

(36) $5 + 5 =$

(37) $11 - 6 =$

(38) $4 + 2 =$

(39) $17 - 8 =$

(40) $8 - 4 =$

(41) $6 + 6 =$

(42) $10 - 1 =$

(43) $15 - 9 =$

(44) $0 + 7 =$

(45) $7 - 2 =$

(46) $6 + 9 =$

(47) $5 + 4 =$

(48) $14 - 6 =$

(49) $5 + 8 =$

(50) $9 - 1 =$

제10주 뇌 활성화 운동

| 이름 | | 날짜 | 월 | 일 |

수 세기 테스트

● 1부터 100까지 소리 내어 가능한 한 빨리 세어 보고, 소요 시간을 적으시오.

소요 시간 ☐ 분 ☐ 초

낱말 기억력 테스트

● 다음 낱말을 3분 동안 기억한 후, 뒷장으로 넘기시오.

짚	고비	구기자
도토리	대파	초
싹	밤나무	쑥갓
토마토	유자	오렌지
표고	꿀	수세미

● 앞장에서 기억한 낱말을 순서에 관계없이 아래의 ☐ 안에 3분 동안 써 보시오. 기억이 나지 않는다고 절대로 앞장으로 넘기지 마시오.

기억한 낱말 수 ☐ 개

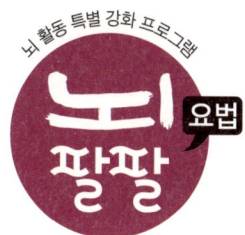

제51일

이름	날짜	시간
	월 일	시 분 초~ 시 분 초

※ 다음 계산을 하시오.

(1) 0 + 1 =

(2) 7 + 4 =

(3) 12 − 6 =

(4) 4 − 1 =

(5) 4 + 9 =

(6) 10 − 9 =

(7) 2 + 2 =

(8) 12 − 4 =

(9) 1 + 9 =

(10) 9 − 8 =

(11) 10 − 3 =

(12) 5 + 7 =

(13) 5 + 1 =

(14) 8 − 2 =

(15) 8 + 6 =

(16) 14 − 5 =

(17) 8 + 8 =

(18) 11 − 7 =

(19) 3 + 5 =

(20) 6 − 4 =

(21) 13 − 6 =

(22) 5 + 6 =

(23) 8 − 3 =

(24) 1 + 8 =

제51일

(25) 17 − 9 =

(26) 3 + 7 =

(27) 7 + 2 =

(28) 13 − 4 =

(29) 3 − 2 =

(30) 8 + 3 =

(31) 8 + 9 =

(32) 11 − 8 =

(33) 13 − 7 =

(34) 1 + 6 =

(35) 8 − 1 =

(36) 6 + 4 =

(37) 3 + 2 =

(38) 12 − 3 =

(39) 9 + 5 =

(40) 9 − 5 =

(41) 13 − 9 =

(42) 8 + 5 =

(43) 3 + 1 =

(44) 4 − 4 =

(45) 15 − 8 =

(46) 7 + 8 =

(47) 10 − 5 =

(48) 3 + 9 =

(49) 5 − 3 =

(50) 4 + 5 =

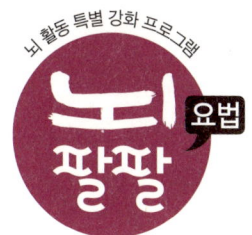

제52일

이름	날짜	시간
	월 일	시 분 초~ 시 분 초

※ 다음 계산을 하시오.

(1) 8 + 7 =

(2) 1 + 4 =

(3) 9 − 0 =

(4) 13 − 9 =

(5) 7 + 6 =

(6) 4 + 8 =

(7) 15 − 6 =

(8) 2 + 7 =

(9) 5 − 4 =

(10) 7 + 3 =

(11) 10 − 5 =

(12) 12 − 9 =

(13) 8 − 5 =

(14) 3 + 4 =

(15) 7 + 9 =

(16) 11 − 3 =

(17) 7 + 1 =

(18) 9 + 5 =

(19) 13 − 6 =

(20) 2 + 9 =

(21) 9 − 3 =

(22) 14 − 8 =

(23) 6 + 2 =

(24) 3 − 1 =

제52일

(25) 2 + 1 =
(26) 10 − 8 =
(27) 4 + 6 =
(28) 9 + 9 =
(29) 8 − 6 =
(30) 11 − 2 =
(31) 8 + 0 =
(32) 17 − 8 =
(33) 8 + 3 =
(34) 5 − 1 =
(35) 4 + 9 =
(36) 15 − 7 =
(37) 16 − 9 =

(38) 6 + 3 =
(39) 9 − 4 =
(40) 7 + 5 =
(41) 12 − 7 =
(42) 6 + 8 =
(43) 2 + 5 =
(44) 7 − 6 =
(45) 9 + 1 =
(46) 13 − 5 =
(47) 1 + 5 =
(48) 10 − 4 =
(49) 6 − 3 =
(50) 5 + 6 =

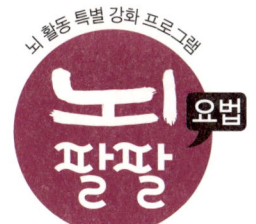

이름	날짜	시간
	월 일	시 분 초 ~ 시 분 초

제53일

※ 다음 계산을 하시오.

(1) 10 − 9 =

(2) 3 − 2 =

(3) 6 + 3 =

(4) 13 − 8 =

(5) 3 + 8 =

(6) 11 − 5 =

(7) 8 + 6 =

(8) 2 + 2 =

(9) 8 − 1 =

(10) 3 + 9 =

(11) 12 − 3 =

(12) 9 + 6 =

(13) 1 + 1 =

(14) 11 − 7 =

(15) 6 − 2 =

(16) 5 + 5 =

(17) 8 + 8 =

(18) 14 − 7 =

(19) 8 − 3 =

(20) 3 + 4 =

(21) 10 − 2 =

(22) 8 + 5 =

(23) 9 + 0 =

(24) 9 − 7 =

제53일

(25) 6 + 4 =
(26) 7 + 7 =
(27) 7 − 5 =
(28) 1 + 3 =
(29) 11 − 8 =
(30) 7 + 8 =
(31) 13 − 4 =
(32) 8 + 4 =
(33) 6 − 0 =
(34) 3 + 2 =
(35) 14 − 9 =
(36) 10 − 6 =
(37) 7 + 4 =

(38) 1 + 9 =
(39) 7 + 1 =
(40) 4 − 3 =
(41) 16 − 8 =
(42) 9 + 4 =
(43) 11 − 4 =
(44) 2 + 5 =
(45) 9 − 6 =
(46) 12 − 5 =
(47) 9 + 8 =
(48) 5 + 4 =
(49) 15 − 9 =
(50) 5 − 1 =

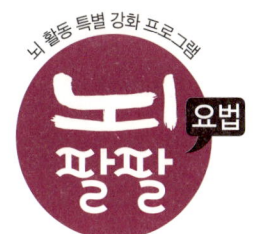

제54일

이름	날짜	시간
	월 일	시 분 초 ~ 시 분 초

※ 다음 계산을 하시오.

(1) 9 + 2 =

(2) 6 + 1 =

(3) 7 − 6 =

(4) 8 + 9 =

(5) 11 − 9 =

(6) 13 − 7 =

(7) 6 + 6 =

(8) 5 − 2 =

(9) 2 + 4 =

(10) 16 − 7 =

(11) 4 + 7 =

(12) 12 − 8 =

(13) 8 − 4 =

(14) 10 − 3 =

(15) 4 + 5 =

(16) 6 + 7 =

(17) 9 − 1 =

(18) 5 + 3 =

(19) 2 + 8 =

(20) 14 − 5 =

(21) 1 + 2 =

(22) 17 − 9 =

(23) 7 − 7 =

(24) 5 + 9 =

제54일

(25) $7 - 1 =$ ☐

(26) $8 + 2 =$ ☐

(27) $5 + 7 =$ ☐

(28) $10 - 7 =$ ☐

(29) $4 + 4 =$ ☐

(30) $6 + 5 =$ ☐

(31) $15 - 8 =$ ☐

(32) $6 - 3 =$ ☐

(33) $11 - 6 =$ ☐

(34) $1 + 5 =$ ☐

(35) $4 - 2 =$ ☐

(36) $18 - 9 =$ ☐

(37) $9 + 3 =$ ☐

(38) $14 - 6 =$ ☐

(39) $9 - 8 =$ ☐

(40) $9 + 7 =$ ☐

(41) $4 + 1 =$ ☐

(42) $12 - 6 =$ ☐

(43) $6 + 9 =$ ☐

(44) $0 + 3 =$ ☐

(45) $10 - 1 =$ ☐

(46) $3 + 7 =$ ☐

(47) $7 - 2 =$ ☐

(48) $7 + 2 =$ ☐

(49) $5 + 8 =$ ☐

(50) $12 - 4 =$ ☐

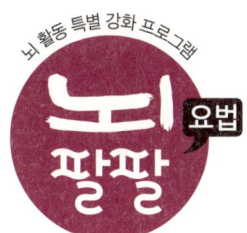

이름	날짜	시간
	월 일	시 분 초 ~ 시 분 초

제55일

※ 다음 계산을 하시오.

(1) 6 − 1 =
(2) 3 + 3 =
(3) 2 + 9 =
(4) 10 − 9 =
(5) 16 − 8 =
(6) 6 + 8 =
(7) 9 + 3 =
(8) 8 − 6 =
(9) 10 − 4 =
(10) 14 − 5 =
(11) 3 + 1 =
(12) 5 + 5 =

(13) 7 − 4 =
(14) 0 + 6 =
(15) 11 − 8 =
(16) 7 + 6 =
(17) 13 − 6 =
(18) 1 + 8 =
(19) 7 + 4 =
(20) 9 − 3 =
(21) 7 + 9 =
(22) 12 − 7 =
(23) 6 + 2 =
(24) 5 − 4 =

제55일

(25) 14 − 9 =

(26) 8 + 2 =

(27) 5 − 3 =

(28) 5 + 7 =

(29) 13 − 4 =

(30) 1 + 7 =

(31) 5 + 6 =

(32) 11 − 5 =

(33) 4 + 9 =

(34) 3 + 6 =

(35) 7 − 3 =

(36) 8 + 6 =

(37) 14 − 7 =

(38) 5 + 2 =

(39) 2 + 3 =

(40) 2 − 2 =

(41) 10 − 3 =

(42) 4 + 6 =

(43) 12 − 8 =

(44) 2 + 1 =

(45) 9 − 2 =

(46) 9 + 6 =

(47) 15 − 6 =

(48) 9 + 9 =

(49) 17 − 9 =

(50) 2 − 1 =

제11주
뇌 활성화 운동

| 이름 | | 날짜 | 월 | 일 |

수 세기 테스트

● 1부터 100까지 소리 내어 가능한 한 빨리 세어 보고, 소요 시간을 적으시오.

소요 시간 [ ] 분 [ ] 초

낱말 기억력 테스트

● 다음 낱말을 3분 동안 기억한 후, 뒷장으로 넘기시오.

난	달래	고춧잎
돌나물	잔대	씨
머루	뉘	참나물
산딸기	바닐라	찔레
움	버찌	양상추

● 앞장에서 기억한 낱말을 순서에 관계없이 아래의 □ 안에 3분 동안 써 보시오. 기억이 나지 않는다고 절대로 앞장으로 넘기지 마시오.

기억한 낱말 수 □ 개

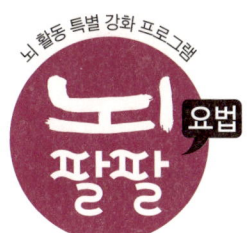

제56일

이름	날짜	시간
	월 일	시 분 초~ 시 분 초

※ 다음 계산을 하시오.

(1) 3 + 8 =

(2) 13 - 9 =

(3) 7 + 5 =

(4) 6 - 5 =

(5) 1 + 4 =

(6) 9 + 1 =

(7) 11 - 6 =

(8) 12 - 5 =

(9) 2 + 6 =

(10) 1 - 0 =

(11) 10 - 2 =

(12) 8 + 7 =

(13) 14 - 8 =

(14) 3 + 5 =

(15) 3 - 1 =

(16) 6 + 7 =

(17) 8 + 1 =

(18) 11 - 2 =

(19) 3 + 9 =

(20) 9 - 4 =

(21) 8 + 9 =

(22) 18 - 9 =

(23) 4 + 3 =

(24) 8 - 5 =

제56일

(25) 4 − 1 =
(26) 10 − 5 =
(27) 6 + 5 =
(28) 14 − 6 =
(29) 5 + 1 =
(30) 11 − 9 =
(31) 3 + 7 =
(32) 9 + 5 =
(33) 6 − 4 =
(34) 12 − 6 =
(35) 4 + 2 =
(36) 16 − 7 =
(37) 9 + 7 =

(38) 9 − 5 =
(39) 6 + 9 =
(40) 10 − 7 =
(41) 2 + 7 =
(42) 13 − 5 =
(43) 4 + 8 =
(44) 1 + 6 =
(45) 8 − 7 =
(46) 6 + 4 =
(47) 15 − 8 =
(48) 8 + 5 =
(49) 8 − 2 =
(50) 5 + 0 =

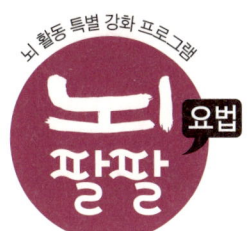

제57일

이름	날짜	시간
	월 일	시 분 초 ~ 시 분 초

※ 다음 계산을 하시오.

(1)　9 − 8 =

(2)　8 + 4 =

(3)　10 − 1 =

(4)　6 + 1 =

(5)　11 − 4 =

(6)　8 + 3 =

(7)　5 − 2 =

(8)　7 + 7 =

(9)　10 − 8 =

(10)　5 + 3 =

(11)　1 + 9 =

(12)　15 − 7 =

(13)　4 + 0 =

(14)　7 − 1 =

(15)　9 + 4 =

(16)　15 − 9 =

(17)　3 + 6 =

(18)　12 − 3 =

(19)　7 + 8 =

(20)　8 − 3 =

(21)　11 − 7 =

(22)　1 + 3 =

(23)　6 − 4 =

(24)　8 + 8 =

제57일

(25) 2 + 6 =
(26) 10 − 6 =
(27) 3 − 2 =
(28) 4 + 7 =
(29) 7 + 3 =
(30) 13 − 8 =
(31) 1 + 5 =
(32) 5 + 9 =
(33) 12 − 4 =
(34) 9 + 2 =
(35) 2 + 8 =
(36) 7 − 5 =
(37) 12 − 9 =

(38) 4 + 3 =
(39) 17 − 8 =
(40) 6 + 6 =
(41) 9 − 5 =
(42) 2 + 1 =
(43) 13 − 7 =
(44) 8 − 1 =
(45) 5 + 8 =
(46) 11 − 3 =
(47) 5 + 4 =
(48) 5 − 0 =
(49) 9 + 8 =
(50) 16 − 9 =

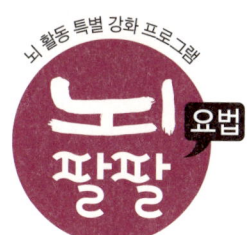

이름	날짜	시간
	월 일	시 분 초 ~ 시 분 초

제58일

※ 다음 계산을 하시오.

(1) 2 + 5 =

(2) 10 − 6 =

(3) 9 − 3 =

(4) 7 + 7 =

(5) 1 + 9 =

(6) 11 − 6 =

(7) 15 − 9 =

(8) 9 + 3 =

(9) 6 + 3 =

(10) 5 − 3 =

(11) 14 − 7 =

(12) 6 + 7 =

(13) 8 − 8 =

(14) 7 + 4 =

(15) 1 + 7 =

(16) 11 − 9 =

(17) 9 + 9 =

(18) 16 − 8 =

(19) 3 + 3 =

(20) 5 + 6 =

(21) 4 − 1 =

(22) 4 + 1 =

(23) 13 − 4 =

(24) 8 − 7 =

제58일

(25) 7 − 6 =

(26) 11 − 5 =

(27) 7 + 3 =

(28) 12 − 4 =

(29) 0 + 8 =

(30) 2 + 9 =

(31) 9 − 1 =

(32) 10 − 7 =

(33) 8 + 5 =

(34) 1 + 1 =

(35) 17 − 8 =

(36) 16 − 7 =

(37) 4 + 6 =

(38) 8 − 4 =

(39) 14 − 9 =

(40) 7 + 2 =

(41) 15 − 7 =

(42) 8 + 7 =

(43) 7 − 2 =

(44) 4 + 8 =

(45) 4 + 4 =

(46) 10 − 3 =

(47) 9 + 7 =

(48) 6 − 3 =

(49) 9 + 5 =

(50) 2 + 3 =

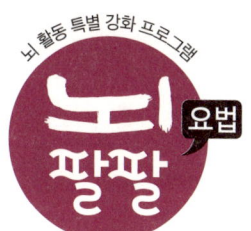

제59일

이름	날짜	시간
	월 일	시 분 초 ~ 시 분 초

※ 다음 계산을 하시오.

(1) 6 − 2 =

(2) 13 − 8 =

(3) 3 + 9 =

(4) 11 − 4 =

(5) 1 + 8 =

(6) 8 + 2 =

(7) 7 − 4 =

(8) 8 + 8 =

(9) 10 − 9 =

(10) 0 + 2 =

(11) 3 + 8 =

(12) 15 − 6 =

(13) 8 + 6 =

(14) 3 − 1 =

(15) 3 + 2 =

(16) 9 + 6 =

(17) 14 − 8 =

(18) 6 + 2 =

(19) 10 − 2 =

(20) 5 − 4 =

(21) 7 + 6 =

(22) 12 − 9 =

(23) 9 − 4 =

(24) 3 + 1 =

제59일

(25) 7 + 1 =
(26) 8 + 3 =
(27) 3 − 3 =
(28) 10 − 1 =
(29) 4 + 9 =
(30) 4 + 5 =
(31) 14 − 6 =
(32) 9 − 2 =
(33) 3 + 7 =
(34) 5 + 2 =
(35) 12 − 7 =
(36) 7 + 5 =
(37) 15 − 8 =

(38) 4 + 7 =
(39) 2 + 4 =
(40) 4 − 3 =
(41) 13 − 9 =
(42) 11 − 2 =
(43) 9 + 1 =
(44) 8 − 6 =
(45) 12 − 5 =
(46) 1 + 2 =
(47) 13 − 7 =
(48) 5 − 1 =
(49) 6 + 8 =
(50) 9 + 8 =

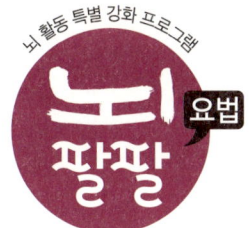

제60일

이름	날짜	시간
	월 일	시 분 초~ 시 분 초

※ 다음 계산을 하시오.

(1) 18 − 9 =

(2) 3 + 4 =

(3) 9 + 2 =

(4) 2 − 1 =

(5) 5 + 8 =

(6) 10 − 4 =

(7) 4 + 2 =

(8) 13 − 5 =

(9) 5 + 7 =

(10) 8 − 2 =

(11) 11 − 3 =

(12) 3 + 5 =

(13) 9 − 7 =

(14) 12 − 3 =

(15) 6 + 4 =

(16) 8 + 1 =

(17) 16 − 9 =

(18) 6 + 6 =

(19) 7 − 0 =

(20) 1 + 4 =

(21) 11 − 7 =

(22) 6 + 9 =

(23) 8 + 9 =

(24) 8 − 5 =

제60일

(25) 6 − 5 =
(26) 2 + 8 =
(27) 11 − 8 =
(28) 5 + 1 =
(29) 12 − 6 =
(30) 9 − 6 =
(31) 6 + 5 =
(32) 2 + 2 =
(33) 14 − 5 =
(34) 17 − 9 =
(35) 8 + 4 =
(36) 10 − 8 =
(37) 1 + 6 =

(38) 6 − 1 =
(39) 7 + 8 =
(40) 13 − 6 =
(41) 5 + 5 =
(42) 7 − 3 =
(43) 9 + 4 =
(44) 12 − 8 =
(45) 6 + 0 =
(46) 4 − 2 =
(47) 5 + 9 =
(48) 7 + 9 =
(49) 10 − 5 =
(50) 2 + 7 =

제12주
뇌 활성화 운동

| 이름 | | 날짜 | 월 | 일 |

수 세기 테스트
● 1부터 100까지 소리 내어 가능한 한 빨리 세어 보고, 소요 시간을 적으시오.

소요 시간 ☐ 분 ☐ 초

낱말 기억력 테스트
● 다음 낱말을 3분 동안 기억한 후, 뒷장으로 넘기시오.

풋고추	개나리	대나무
모싯대	우거지	무궁화
청포도	시금치	미역취
산마늘	코코넛	나팔꽃
완두콩	검정콩	씀바귀

● 앞장에서 기억한 낱말을 순서에 관계없이 아래의 ☐ 안에 3분 동안 써 보시오. 기억이 나지 않는다고 절대로 앞장으로 넘기지 마시오.

기억한 낱말 수 ☐ 개

----- ★ 그동안 수고하셨습니다 ★ -----

정답 수 평균 41~50문항	소요 시간 평균 5분 이내	정답 수 평균 40문항 이하	소요 시간 평균 5분 이상
다음 과정 교재를 구입해서 풀어 보십시오. 계산하는 습관을 유지하는 것이 매우 중요합니다.		본 교재를 다시 구입해서 또 한 번 풀어 보십시오. 반복 학습이야말로 최상의 학습 방법입니다.	

인지장애(치매) 예방을 위한 뇌 활동 특별 강화 프로그램

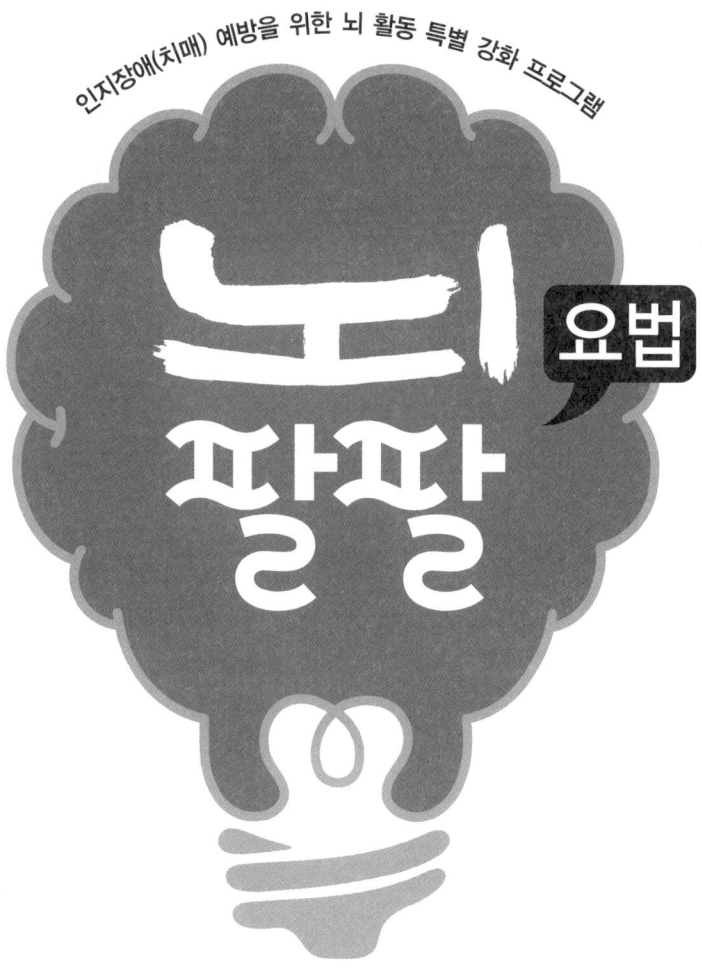

정답 및 기록지

인지장애(치매) 예방용 | 계산편 **A**형

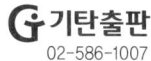
기탄출판
02-586-1007

제1일

(1) 6 (2) 6 (3) 3 (4) 13 (5) 1
(6) 12 (7) 9 (8) 9 (9) 10 (10) 6
(11) 5 (12) 2 (13) 17 (14) 2 (15) 15
(16) 7 (17) 7 (18) 3 (19) 8 (20) 14
(21) 5 (22) 11 (23) 8 (24) 5 (25) 10
(26) 7 (27) 3 (28) 8 (29) 14 (30) 4
(31) 9 (32) 11 (33) 1 (34) 16 (35) 7
(36) 7 (37) 6 (38) 2 (39) 13 (40) 9
(41) 8 (42) 12 (43) 4 (44) 11 (45) 9
(46) 8 (47) 4 (48) 10 (49) 6 (50) 5

제2일

(1) 5 (2) 8 (3) 0 (4) 4 (5) 10
(6) 9 (7) 2 (8) 12 (9) 2 (10) 11
(11) 6 (12) 7 (13) 11 (14) 8 (15) 16
(16) 8 (17) 9 (18) 14 (19) 3 (20) 9
(21) 5 (22) 13 (23) 1 (24) 2 (25) 1
(26) 11 (27) 5 (28) 3 (29) 7 (30) 13
(31) 8 (32) 4 (33) 12 (34) 6 (35) 9
(36) 8 (37) 10 (38) 6 (39) 3 (40) 3
(41) 15 (42) 9 (43) 18 (44) 5 (45) 10
(46) 1 (47) 7 (48) 2 (49) 12 (50) 6

제3일

(1) 2 (2) 9 (3) 10 (4) 4 (5) 9
(6) 3 (7) 12 (8) 3 (9) 8 (10) 6
(11) 16 (12) 7 (13) 4 (14) 13 (15) 5
(16) 9 (17) 8 (18) 1 (19) 11 (20) 14
(21) 3 (22) 15 (23) 5 (24) 5 (25) 5
(26) 1 (27) 12 (28) 8 (29) 4 (30) 9
(31) 10 (32) 6 (33) 7 (34) 13 (35) 2
(36) 11 (37) 4 (38) 7 (39) 4 (40) 15
(41) 8 (42) 0 (43) 9 (44) 14 (45) 7
(46) 10 (47) 9 (48) 8 (49) 3 (50) 17

제4일

(1) 11 (2) 3 (3) 9 (4) 7 (5) 4
(6) 13 (7) 6 (8) 5 (9) 9 (10) 10
(11) 16 (12) 9 (13) 7 (14) 9 (15) 7
(16) 12 (17) 6 (18) 5 (19) 14 (20) 9
(21) 8 (22) 1 (23) 15 (24) 4 (25) 10
(26) 1 (27) 15 (28) 1 (29) 3 (30) 7
(31) 17 (32) 12 (33) 6 (34) 6 (35) 10
(36) 6 (37) 5 (38) 7 (39) 13 (40) 7
(41) 8 (42) 14 (43) 9 (44) 9 (45) 6
(46) 5 (47) 11 (48) 2 (49) 8 (50) 5

제5일

(1) 6 (2) 5 (3) 10 (4) 3 (5) 12
(6) 6 (7) 8 (8) 11 (9) 9 (10) 4
(11) 13 (12) 2 (13) 8 (14) 9 (15) 8
(16) 17 (17) 4 (18) 7 (19) 5 (20) 14
(21) 11 (22) 7 (23) 1 (24) 4 (25) 1
(26) 10 (27) 5 (28) 2 (29) 6 (30) 7
(31) 15 (32) 9 (33) 7 (34) 3 (35) 12
(36) 6 (37) 8 (38) 11 (39) 6 (40) 16
(41) 4 (42) 9 (43) 12 (44) 8 (45) 5
(46) 2 (47) 13 (48) 10 (49) 9 (50) 3

제6일

(1) 0 (2) 11 (3) 3 (4) 4 (5) 12
(6) 8 (7) 7 (8) 2 (9) 11 (10) 2
(11) 7 (12) 10 (13) 14 (14) 3 (15) 9
(16) 6 (17) 7 (18) 13 (19) 8 (20) 5
(21) 16 (22) 1 (23) 9 (24) 6 (25) 4
(26) 5 (27) 10 (28) 2 (29) 6 (30) 13
(31) 7 (32) 9 (33) 18 (34) 11 (35) 3
(36) 9 (37) 3 (38) 5 (39) 15 (40) 6
(41) 9 (42) 12 (43) 4 (44) 14 (45) 8
(46) 8 (47) 10 (48) 1 (49) 1 (50) 7

제7일

(1) 5	(2) 11	(3) 2	(4) 14	(5) 2
(6) 7	(7) 3	(8) 4	(9) 13	(10) 10
(11) 6	(12) 9	(13) 1	(14) 8	(15) 12
(16) 7	(17) 16	(18) 8	(19) 9	(20) 15
(21) 3	(22) 5	(23) 6	(24) 6	(25) 1
(26) 11	(27) 6	(28) 6	(29) 7	(30) 12
(31) 10	(32) 7	(33) 8	(34) 13	(35) 5
(36) 4	(37) 8	(38) 4	(39) 9	(40) 2
(41) 14	(42) 5	(43) 9	(44) 11	(45) 8
(46) 8	(47) 10	(48) 0	(49) 9	(50) 17

제8일

(1) 5	(2) 10	(3) 13	(4) 3	(5) 3
(6) 6	(7) 9	(8) 14	(9) 1	(10) 3
(11) 6	(12) 11	(13) 8	(14) 5	(15) 7
(16) 16	(17) 4	(18) 8	(19) 9	(20) 2
(21) 15	(22) 5	(23) 8	(24) 12	(25) 4
(26) 1	(27) 11	(28) 4	(29) 12	(30) 9
(31) 8	(32) 17	(33) 10	(34) 3	(35) 7
(36) 2	(37) 9	(38) 6	(39) 14	(40) 6
(41) 8	(42) 11	(43) 2	(44) 8	(45) 5
(46) 13	(47) 10	(48) 1	(49) 5	(50) 7

제9일

(1) 7	(2) 1	(3) 4	(4) 10	(5) 5
(6) 18	(7) 9	(8) 7	(9) 15	(10) 9
(11) 12	(12) 4	(13) 6	(14) 4	(15) 12
(16) 9	(17) 2	(18) 7	(19) 11	(20) 13
(21) 8	(22) 1	(23) 8	(24) 2	(25) 3
(26) 11	(27) 1	(28) 3	(29) 7	(30) 8
(31) 12	(32) 3	(33) 14	(34) 5	(35) 7
(36) 6	(37) 10	(38) 15	(39) 4	(40) 6
(41) 9	(42) 4	(43) 13	(44) 9	(45) 4
(46) 5	(47) 16	(48) 8	(49) 10	(50) 8

제10일

(1) 4	(2) 2	(3) 11	(4) 16	(5) 5
(6) 6	(7) 8	(8) 12	(9) 3	(10) 9
(11) 2	(12) 13	(13) 8	(14) 6	(15) 10
(16) 7	(17) 7	(18) 0	(19) 14	(20) 9
(21) 5	(22) 1	(23) 15	(24) 6	(25) 2
(26) 4	(27) 10	(28) 5	(29) 12	(30) 9
(31) 7	(32) 11	(33) 3	(34) 13	(35) 6
(36) 3	(37) 5	(38) 14	(39) 9	(40) 5
(41) 17	(42) 4	(43) 6	(44) 9	(45) 7
(46) 11	(47) 1	(48) 2	(49) 10	(50) 8

제11일

(1) 11	(2) 3	(3) 18	(4) 9	(5) 4
(6) 3	(7) 13	(8) 15	(9) 5	(10) 6
(11) 8	(12) 2	(13) 6	(14) 12	(15) 5
(16) 7	(17) 6	(18) 10	(19) 4	(20) 9
(21) 4	(22) 14	(23) 1	(24) 8	(25) 6
(26) 1	(27) 12	(28) 11	(29) 6	(30) 5
(31) 8	(32) 2	(33) 13	(34) 9	(35) 10
(36) 1	(37) 8	(38) 7	(39) 15	(40) 16
(41) 7	(42) 9	(43) 9	(44) 8	(45) 14
(46) 10	(47) 0	(48) 7	(49) 4	(50) 7

제12일

(1) 9	(2) 12	(3) 7	(4) 1	(5) 10
(6) 3	(7) 9	(8) 16	(9) 7	(10) 6
(11) 7	(12) 11	(13) 13	(14) 3	(15) 6
(16) 9	(17) 5	(18) 14	(19) 8	(20) 7
(21) 11	(22) 2	(23) 5	(24) 5	(25) 7
(26) 10	(27) 5	(28) 4	(29) 15	(30) 3
(31) 9	(32) 6	(33) 12	(34) 12	(35) 3
(36) 9	(37) 4	(38) 8	(39) 2	(40) 11
(41) 13	(42) 8	(43) 1	(44) 4	(45) 17
(46) 2	(47) 10	(48) 9	(49) 8	(50) 6

뇌 팔팔요법 정답

제13일

(1) 8 (2) 7 (3) 7 (4) 15 (5) 5
(6) 16 (7) 5 (8) 8 (9) 12 (10) 1
(11) 11 (12) 3 (13) 9 (14) 8 (15) 5
(16) 10 (17) 8 (18) 4 (19) 13 (20) 3
(21) 4 (22) 14 (23) 2 (24) 9 (25) 6
(26) 10 (27) 5 (28) 6 (29) 12 (30) 6
(31) 5 (32) 14 (33) 1 (34) 4 (35) 13
(36) 7 (37) 8 (38) 11 (39) 2 (40) 4
(41) 9 (42) 15 (43) 7 (44) 3 (45) 9
(46) 17 (47) 1 (48) 2 (49) 10 (50) 9

제14일

(1) 0 (2) 11 (3) 6 (4) 9 (5) 14
(6) 8 (7) 2 (8) 12 (9) 5 (10) 8
(11) 4 (12) 10 (13) 17 (14) 7 (15) 7
(16) 2 (17) 3 (18) 11 (19) 9 (20) 9
(21) 13 (22) 1 (23) 4 (24) 7 (25) 7
(26) 2 (27) 1 (28) 10 (29) 3 (30) 15
(31) 8 (32) 9 (33) 11 (34) 3 (35) 6
(36) 9 (37) 5 (38) 14 (39) 7 (40) 6
(41) 13 (42) 9 (43) 12 (44) 4 (45) 8
(46) 5 (47) 6 (48) 10 (49) 16 (50) 2

제15일

(1) 3 (2) 4 (3) 8 (4) 11 (5) 12
(6) 4 (7) 7 (8) 8 (9) 16 (10) 3
(11) 11 (12) 9 (13) 9 (14) 5 (15) 6
(16) 13 (17) 4 (18) 6 (19) 12 (20) 9
(21) 1 (22) 7 (23) 10 (24) 7 (25) 10
(26) 1 (27) 5 (28) 6 (29) 12 (30) 5
(31) 11 (32) 2 (33) 8 (34) 8 (35) 7
(36) 18 (37) 15 (38) 3 (39) 7 (40) 9
(41) 4 (42) 9 (43) 6 (44) 14 (45) 8
(46) 13 (47) 3 (48) 2 (49) 0 (50) 10

제16일

(1) 11 (2) 6 (3) 4 (4) 2 (5) 9
(6) 12 (7) 8 (8) 1 (9) 5 (10) 3
(11) 14 (12) 17 (13) 9 (14) 8 (15) 8
(16) 13 (17) 9 (18) 7 (19) 6 (20) 10
(21) 15 (22) 4 (23) 3 (24) 6 (25) 2
(26) 7 (27) 6 (28) 9 (29) 10 (30) 5
(31) 13 (32) 11 (33) 5 (34) 8 (35) 12
(36) 4 (37) 3 (38) 7 (39) 1 (40) 6
(41) 10 (42) 8 (43) 8 (44) 2 (45) 12
(46) 5 (47) 16 (48) 11 (49) 7 (50) 8

제17일

(1) 1 (2) 7 (3) 15 (4) 5 (5) 14
(6) 9 (7) 8 (8) 11 (9) 3 (10) 3
(11) 10 (12) 9 (13) 6 (14) 5 (15) 16
(16) 7 (17) 6 (18) 13 (19) 6 (20) 8
(21) 2 (22) 12 (23) 4 (24) 1 (25) 10
(26) 7 (27) 3 (28) 2 (29) 5 (30) 11
(31) 13 (32) 9 (33) 7 (34) 9 (35) 14
(36) 1 (37) 10 (38) 7 (39) 7 (40) 15
(41) 4 (42) 8 (43) 6 (44) 6 (45) 18
(46) 6 (47) 9 (48) 1 (49) 12 (50) 8

제18일

(1) 17 (2) 7 (3) 0 (4) 9 (5) 4
(6) 10 (7) 8 (8) 4 (9) 3 (10) 11
(11) 6 (12) 14 (13) 4 (14) 8 (15) 5
(16) 12 (17) 2 (18) 13 (19) 8 (20) 2
(21) 11 (22) 8 (23) 9 (24) 1 (25) 10
(26) 1 (27) 12 (28) 9 (29) 4 (30) 9
(31) 13 (32) 3 (33) 3 (34) 2 (35) 9
(36) 11 (37) 5 (38) 7 (39) 14 (40) 8
(41) 2 (42) 15 (43) 6 (44) 7 (45) 6
(46) 5 (47) 6 (48) 10 (49) 2 (50) 16

제19일

(1) 8	(2) 7	(3) 4	(4) 11	(5) 9
(6) 8	(7) 11	(8) 3	(9) 12	(10) 7
(11) 9	(12) 7	(13) 13	(14) 1	(15) 5
(16) 5	(17) 8	(18) 4	(19) 16	(20) 6
(21) 5	(22) 5	(23) 14	(24) 10	(25) 10
(26) 2	(27) 14	(28) 1	(29) 3	(30) 12
(31) 5	(32) 9	(33) 8	(34) 11	(35) 6
(36) 5	(37) 9	(38) 3	(39) 13	(40) 4
(41) 8	(42) 2	(43) 15	(44) 6	(45) 7
(46) 10	(47) 9	(48) 3	(49) 17	(50) 0

제20일

(1) 7	(2) 4	(3) 14	(4) 2	(5) 7
(6) 8	(7) 11	(8) 3	(9) 18	(10) 8
(11) 5	(12) 4	(13) 3	(14) 10	(15) 13
(16) 9	(17) 9	(18) 7	(19) 12	(20) 7
(21) 1	(22) 4	(23) 6	(24) 15	(25) 4
(26) 10	(27) 5	(28) 6	(29) 8	(30) 9
(31) 13	(32) 7	(33) 3	(34) 1	(35) 11
(36) 12	(37) 6	(38) 9	(39) 2	(40) 7
(41) 10	(42) 16	(43) 1	(44) 8	(45) 5
(46) 15	(47) 9	(48) 14	(49) 5	(50) 6

제21일

(1) 11	(2) 2	(3) 8	(4) 5	(5) 12
(6) 5	(7) 5	(8) 7	(9) 2	(10) 13
(11) 6	(12) 4	(13) 9	(14) 10	(15) 14
(16) 6	(17) 7	(18) 3	(19) 8	(20) 17
(21) 4	(22) 1	(23) 15	(24) 9	(25) 9
(26) 11	(27) 2	(28) 3	(29) 10	(30) 8
(31) 6	(32) 7	(33) 13	(34) 6	(35) 5
(36) 9	(37) 12	(38) 12	(39) 1	(40) 8
(41) 9	(42) 7	(43) 11	(44) 3	(45) 7
(46) 8	(47) 16	(48) 4	(49) 10	(50) 4

제22일

(1) 4	(2) 4	(3) 11	(4) 4	(5) 12
(6) 9	(7) 3	(8) 9	(9) 17	(10) 1
(11) 14	(12) 5	(13) 7	(14) 7	(15) 0
(16) 10	(17) 8	(18) 13	(19) 6	(20) 2
(21) 6	(22) 15	(23) 8	(24) 3	(25) 8
(26) 10	(27) 1	(28) 2	(29) 2	(30) 11
(31) 5	(32) 3	(33) 16	(34) 6	(35) 9
(36) 10	(37) 5	(38) 8	(39) 6	(40) 15
(41) 4	(42) 4	(43) 13	(44) 8	(45) 12
(46) 8	(47) 9	(48) 9	(49) 12	(50) 7

제23일

(1) 2	(2) 8	(3) 3	(4) 16	(5) 4
(6) 7	(7) 10	(8) 6	(9) 7	(10) 12
(11) 8	(12) 13	(13) 6	(14) 9	(15) 5
(16) 5	(17) 11	(18) 14	(19) 9	(20) 1
(21) 2	(22) 15	(23) 9	(24) 7	(25) 6
(26) 12	(27) 8	(28) 2	(29) 6	(30) 13
(31) 8	(32) 5	(33) 3	(34) 10	(35) 2
(36) 1	(37) 6	(38) 9	(39) 11	(40) 8
(41) 14	(42) 4	(43) 4	(44) 11	(45) 9
(46) 4	(47) 7	(48) 18	(49) 10	(50) 0

제24일

(1) 11	(2) 5	(3) 4	(4) 3	(5) 12
(6) 6	(7) 16	(8) 4	(9) 9	(10) 15
(11) 2	(12) 1	(13) 8	(14) 8	(15) 3
(16) 13	(17) 7	(18) 7	(19) 4	(20) 14
(21) 7	(22) 9	(23) 10	(24) 1	(25) 6
(26) 5	(27) 8	(28) 10	(29) 8	(30) 3
(31) 7	(32) 12	(33) 9	(34) 3	(35) 11
(36) 10	(37) 9	(38) 1	(39) 6	(40) 7
(41) 9	(42) 11	(43) 13	(44) 2	(45) 6
(46) 5	(47) 14	(48) 7	(49) 5	(50) 17

제25일
(1) 5 (2) 7 (3) 6 (4) 11 (5) 8
(6) 15 (7) 2 (8) 9 (9) 16 (10) 5
(11) 8 (12) 12 (13) 5 (14) 6 (15) 13
(16) 9 (17) 3 (18) 10 (19) 3 (20) 7
(21) 12 (22) 1 (23) 9 (24) 1 (25) 11
(26) 3 (27) 1 (28) 4 (29) 10 (30) 9
(31) 8 (32) 12 (33) 9 (34) 4 (35) 4
(36) 11 (37) 5 (38) 6 (39) 2 (40) 13
(41) 6 (42) 5 (43) 17 (44) 8 (45) 7
(46) 14 (47) 7 (48) 10 (49) 7 (50) 7

제26일
(1) 1 (2) 15 (3) 6 (4) 5 (5) 9
(6) 12 (7) 10 (8) 4 (9) 6 (10) 2
(11) 18 (12) 7 (13) 9 (14) 14 (15) 3
(16) 8 (17) 8 (18) 4 (19) 13 (20) 0
(21) 8 (22) 7 (23) 8 (24) 11 (25) 8
(26) 4 (27) 11 (28) 7 (29) 1 (30) 10
(31) 6 (32) 14 (33) 3 (34) 9 (35) 6
(36) 9 (37) 10 (38) 5 (39) 15 (40) 5
(41) 3 (42) 13 (43) 8 (44) 4 (45) 7
(46) 16 (47) 9 (48) 2 (49) 12 (50) 2

제27일
(1) 10 (2) 6 (3) 4 (4) 1 (5) 15
(6) 7 (7) 4 (8) 16 (9) 8 (10) 8
(11) 5 (12) 14 (13) 2 (14) 11 (15) 9
(16) 2 (17) 13 (18) 9 (19) 8 (20) 6
(21) 12 (22) 3 (23) 1 (24) 5 (25) 2
(26) 7 (27) 11 (28) 3 (29) 12 (30) 5
(31) 9 (32) 9 (33) 0 (34) 6 (35) 10
(36) 7 (37) 14 (38) 8 (39) 4 (40) 8
(41) 13 (42) 4 (43) 8 (44) 9 (45) 11
(46) 1 (47) 3 (48) 10 (49) 7 (50) 17

제28일
(1) 2 (2) 7 (3) 2 (4) 10 (5) 14
(6) 6 (7) 2 (8) 9 (9) 12 (10) 5
(11) 5 (12) 9 (13) 11 (14) 6 (15) 16
(16) 5 (17) 7 (18) 11 (19) 8 (20) 3
(21) 13 (22) 9 (23) 1 (24) 7 (25) 11
(26) 9 (27) 1 (28) 6 (29) 10 (30) 6
(31) 13 (32) 9 (33) 5 (34) 12 (35) 3
(36) 3 (37) 8 (38) 10 (39) 4 (40) 4
(41) 2 (42) 15 (43) 8 (44) 9 (45) 5
(46) 7 (47) 14 (48) 3 (49) 18 (50) 6

제29일
(1) 11 (2) 6 (3) 1 (4) 4 (5) 4
(6) 12 (7) 9 (8) 9 (9) 17 (10) 5
(11) 3 (12) 5 (13) 7 (14) 15 (15) 13
(16) 4 (17) 8 (18) 8 (19) 14 (20) 6
(21) 8 (22) 10 (23) 5 (24) 3 (25) 2
(26) 5 (27) 8 (28) 15 (29) 6 (30) 12
(31) 4 (32) 1 (33) 8 (34) 9 (35) 10
(36) 2 (37) 3 (38) 13 (39) 9 (40) 4
(41) 14 (42) 9 (43) 11 (44) 7 (45) 10
(46) 1 (47) 6 (48) 7 (49) 9 (50) 16

제30일
(1) 6 (2) 4 (3) 11 (4) 7 (5) 13
(6) 3 (7) 8 (8) 2 (9) 9 (10) 15
(11) 3 (12) 8 (13) 12 (14) 0 (15) 5
(16) 10 (17) 7 (18) 9 (19) 7 (20) 12
(21) 6 (22) 16 (23) 1 (24) 9 (25) 6
(26) 10 (27) 5 (28) 4 (29) 11 (30) 1
(31) 13 (32) 8 (33) 9 (34) 11 (35) 2
(36) 2 (37) 8 (38) 7 (39) 12 (40) 10
(41) 9 (42) 3 (43) 7 (44) 6 (45) 17
(46) 14 (47) 5 (48) 6 (49) 5 (50) 8

제31일

(1) 3	(2) 4	(3) 4	(4) 8	(5) 15
(6) 13	(7) 1	(8) 9	(9) 4	(10) 14
(11) 9	(12) 10	(13) 7	(14) 3	(15) 17
(16) 5	(17) 8	(18) 12	(19) 7	(20) 11
(21) 5	(22) 9	(23) 5	(24) 2	(25) 11
(26) 1	(27) 7	(28) 7	(29) 13	(30) 4
(31) 10	(32) 6	(33) 6	(34) 3	(35) 6
(36) 2	(37) 12	(38) 5	(39) 0	(40) 7
(41) 16	(42) 8	(43) 8	(44) 14	(45) 2
(46) 9	(47) 9	(48) 3	(49) 15	(50) 10

제32일

(1) 11	(2) 1	(3) 4	(4) 6	(5) 11
(6) 4	(7) 16	(8) 9	(9) 5	(10) 5
(11) 10	(12) 7	(13) 3	(14) 9	(15) 14
(16) 6	(17) 2	(18) 8	(19) 13	(20) 7
(21) 4	(22) 8	(23) 12	(24) 1	(25) 8
(26) 8	(27) 1	(28) 7	(29) 10	(30) 3
(31) 15	(32) 7	(33) 2	(34) 9	(35) 13
(36) 12	(37) 6	(38) 7	(39) 14	(40) 4
(41) 11	(42) 9	(43) 9	(44) 10	(45) 5
(46) 18	(47) 1	(48) 6	(49) 6	(50) 2

제33일

(1) 2	(2) 4	(3) 11	(4) 8	(5) 2
(6) 17	(7) 9	(8) 9	(9) 1	(10) 12
(11) 5	(12) 13	(13) 8	(14) 8	(15) 5
(16) 15	(17) 6	(18) 4	(19) 7	(20) 10
(21) 7	(22) 12	(23) 7	(24) 8	(25) 6
(26) 2	(27) 11	(28) 13	(29) 5	(30) 7
(31) 7	(32) 6	(33) 4	(34) 11	(35) 8
(36) 3	(37) 10	(38) 3	(39) 6	(40) 9
(41) 14	(42) 1	(43) 5	(44) 8	(45) 12
(46) 9	(47) 8	(48) 16	(49) 9	(50) 10

제34일

(1) 2	(2) 12	(3) 2	(4) 8	(5) 11
(6) 9	(7) 4	(8) 3	(9) 0	(10) 15
(11) 16	(12) 5	(13) 8	(14) 6	(15) 3
(16) 14	(17) 6	(18) 9	(19) 4	(20) 7
(21) 13	(22) 1	(23) 10	(24) 5	(25) 9
(26) 3	(27) 1	(28) 6	(29) 11	(30) 3
(31) 7	(32) 4	(33) 12	(34) 5	(35) 5
(36) 14	(37) 9	(38) 10	(39) 8	(40) 9
(41) 2	(42) 10	(43) 7	(44) 8	(45) 13
(46) 4	(47) 8	(48) 3	(49) 11	(50) 18

제35일

(1) 11	(2) 1	(3) 8	(4) 13	(5) 4
(6) 7	(7) 9	(8) 1	(9) 12	(10) 5
(11) 6	(12) 17	(13) 7	(14) 6	(15) 8
(16) 14	(17) 9	(18) 2	(19) 15	(20) 2
(21) 9	(22) 10	(23) 9	(24) 5	(25) 8
(26) 10	(27) 9	(28) 11	(29) 8	(30) 3
(31) 1	(32) 12	(33) 5	(34) 4	(35) 13
(36) 7	(37) 6	(38) 3	(39) 10	(40) 3
(41) 0	(42) 4	(43) 11	(44) 9	(45) 7
(46) 16	(47) 14	(48) 6	(49) 7	(50) 4

제36일

(1) 4	(2) 8	(3) 2	(4) 11	(5) 5
(6) 13	(7) 6	(8) 7	(9) 3	(10) 16
(11) 3	(12) 5	(13) 4	(14) 12	(15) 6
(16) 9	(17) 10	(18) 9	(19) 12	(20) 1
(21) 15	(22) 7	(23) 8	(24) 6	(25) 15
(26) 6	(27) 6	(28) 8	(29) 13	(30) 9
(31) 1	(32) 2	(33) 8	(34) 10	(35) 12
(36) 2	(37) 1	(38) 9	(39) 8	(40) 5
(41) 3	(42) 14	(43) 6	(44) 7	(45) 11
(46) 7	(47) 9	(48) 5	(49) 17	(50) 10

뇌 팔팔 요법 정답

제37일
(1) 3　(2) 13　(3) 9　(4) 1　(5) 4
(6) 4　(7) 10　(8) 5　(9) 4　(10) 11
(11) 7　(12) 8　(13) 14　(14) 5　(15) 12
(16) 7　(17) 3　(18) 8　(19) 6　(20) 17
(21) 9　(22) 5　(23) 2　(24) 15　(25) 1
(26) 9　(27) 12　(28) 2　(29) 3　(30) 16
(31) 6　(32) 10　(33) 7　(34) 7　(35) 9
(36) 15　(37) 9　(38) 8　(39) 10　(40) 4
(41) 6　(42) 5　(43) 8　(44) 14　(45) 3
(46) 13　(47) 8　(48) 11　(49) 7　(50) 2

제38일
(1) 7　(2) 3　(3) 8　(4) 11　(5) 2
(6) 7　(7) 13　(8) 4　(9) 0　(10) 12
(11) 15　(12) 6　(13) 9　(14) 7　(15) 10
(16) 1　(17) 16　(18) 6　(19) 9　(20) 6
(21) 14　(22) 4　(23) 3　(24) 8　(25) 2
(26) 1　(27) 10　(28) 9　(29) 7　(30) 3
(31) 12　(32) 13　(33) 6　(34) 6　(35) 8
(36) 11　(37) 5　(38) 5　(39) 14　(40) 9
(41) 8　(42) 3　(43) 6　(44) 9　(45) 10
(46) 11　(47) 8　(48) 18　(49) 1　(50) 5

제39일
(1) 2　(2) 17　(3) 5　(4) 6　(5) 12
(6) 8　(7) 5　(8) 14　(9) 8　(10) 7
(11) 9　(12) 2　(13) 11　(14) 1　(15) 7
(16) 6　(17) 9　(18) 11　(19) 13　(20) 4
(21) 9　(22) 4　(23) 3　(24) 10　(25) 12
(26) 3　(27) 11　(28) 8　(29) 6　(30) 5
(31) 13　(32) 7　(33) 8　(34) 1　(35) 4
(36) 12　(37) 9　(38) 4　(39) 10　(40) 15
(41) 0　(42) 7　(43) 9　(44) 10　(45) 8
(46) 4　(47) 16　(48) 4　(49) 5　(50) 3

제40일
(1) 10　(2) 2　(3) 12　(4) 4　(5) 8
(6) 6　(7) 6　(8) 1　(9) 11　(10) 8
(11) 9　(12) 13　(13) 9　(14) 2　(15) 3
(16) 16　(17) 5　(18) 4　(19) 11　(20) 6
(21) 14　(22) 7　(23) 9　(24) 2　(25) 4
(26) 5　(27) 3　(28) 8　(29) 10　(30) 12
(31) 7　(32) 9　(33) 9　(34) 11　(35) 1
(36) 14　(37) 5　(38) 6　(39) 8　(40) 10
(41) 7　(42) 2　(43) 15　(44) 7　(45) 13
(46) 4　(47) 8　(48) 18　(49) 6　(50) 5

제41일
(1) 1　(2) 14　(3) 6　(4) 3　(5) 1
(6) 10　(7) 13　(8) 7　(9) 9　(10) 8
(11) 7　(12) 16　(13) 11　(14) 9　(15) 4
(16) 5　(17) 12　(18) 5　(19) 7　(20) 3
(21) 15　(22) 8　(23) 6　(24) 2　(25) 8
(26) 2　(27) 11　(28) 14　(29) 8　(30) 7
(31) 7　(32) 4　(33) 12　(34) 4　(35) 7
(36) 6　(37) 10　(38) 9　(39) 6　(40) 1
(41) 9　(42) 13　(43) 3　(44) 17　(45) 9
(46) 10　(47) 5　(48) 4　(49) 15　(50) 8

제42일
(1) 8　(2) 4　(3) 1　(4) 11　(5) 12
(6) 8　(7) 6　(8) 6　(9) 13　(10) 8
(11) 10　(12) 3　(13) 0　(14) 9　(15) 12
(16) 7　(17) 17　(18) 7　(19) 4　(20) 15
(21) 9　(22) 5　(23) 5　(24) 3　(25) 10
(26) 8　(27) 2　(28) 6　(29) 13　(30) 6
(31) 9　(32) 2　(33) 11　(34) 9　(35) 2
(36) 5　(37) 12　(38) 7　(39) 11　(40) 3
(41) 9　(42) 10　(43) 7　(44) 7　(45) 1
(46) 14　(47) 4　(48) 8　(49) 16　(50) 5

제43일

(1) 2	(2) 11	(3) 9	(4) 9	(5) 14
(6) 7	(7) 4	(8) 10	(9) 5	(10) 5
(11) 3	(12) 13	(13) 9	(14) 1	(15) 8
(16) 2	(17) 4	(18) 12	(19) 18	(20) 5
(21) 7	(22) 6	(23) 3	(24) 15	(25) 13
(26) 1	(27) 10	(28) 5	(29) 4	(30) 15
(31) 7	(32) 12	(33) 9	(34) 7	(35) 8
(36) 7	(37) 2	(38) 10	(39) 9	(40) 5
(41) 14	(42) 7	(43) 8	(44) 0	(45) 11
(46) 6	(47) 6	(48) 16	(49) 1	(50) 6

제44일

(1) 3	(2) 11	(3) 3	(4) 5	(5) 14
(6) 9	(7) 5	(8) 4	(9) 12	(10) 10
(11) 2	(12) 9	(13) 9	(14) 6	(15) 6
(16) 11	(17) 7	(18) 16	(19) 1	(20) 9
(21) 6	(22) 13	(23) 8	(24) 3	(25) 2
(26) 11	(27) 7	(28) 4	(29) 14	(30) 8
(31) 2	(32) 5	(33) 12	(34) 6	(35) 7
(36) 10	(37) 1	(38) 15	(39) 8	(40) 9
(41) 9	(42) 5	(43) 13	(44) 8	(45) 5
(46) 10	(47) 6	(48) 4	(49) 17	(50) 3

제45일

(1) 2	(2) 11	(3) 5	(4) 13	(5) 6
(6) 2	(7) 4	(8) 12	(9) 7	(10) 15
(11) 9	(12) 6	(13) 17	(14) 3	(15) 8
(16) 4	(17) 10	(18) 8	(19) 5	(20) 9
(21) 12	(22) 2	(23) 1	(24) 3	(25) 3
(26) 1	(27) 8	(28) 10	(29) 9	(30) 8
(31) 12	(32) 10	(33) 7	(34) 6	(35) 5
(36) 11	(37) 4	(38) 8	(39) 7	(40) 8
(41) 14	(42) 11	(43) 2	(44) 7	(45) 9
(46) 13	(47) 9	(48) 16	(49) 1	(50) 5

제46일

(1) 3	(2) 0	(3) 11	(4) 13	(5) 9
(6) 8	(7) 8	(8) 2	(9) 14	(10) 3
(11) 9	(12) 5	(13) 6	(14) 12	(15) 7
(16) 7	(17) 9	(18) 10	(19) 3	(20) 11
(21) 6	(22) 16	(23) 6	(24) 1	(25) 10
(26) 1	(27) 1	(28) 13	(29) 4	(30) 6
(31) 11	(32) 7	(33) 4	(34) 3	(35) 12
(36) 9	(37) 7	(38) 8	(39) 6	(40) 10
(41) 17	(42) 6	(43) 7	(44) 8	(45) 5
(46) 5	(47) 15	(48) 2	(49) 9	(50) 14

제47일

(1) 2	(2) 12	(3) 5	(4) 5	(5) 15
(6) 4	(7) 2	(8) 11	(9) 9	(10) 6
(11) 13	(12) 1	(13) 9	(14) 4	(15) 5
(16) 10	(17) 7	(18) 6	(19) 7	(20) 8
(21) 14	(22) 17	(23) 4	(24) 8	(25) 10
(26) 1	(27) 15	(28) 4	(29) 7	(30) 4
(31) 8	(32) 8	(33) 8	(34) 8	(35) 3
(36) 11	(37) 12	(38) 3	(39) 4	(40) 14
(41) 9	(42) 9	(43) 10	(44) 0	(45) 3
(46) 13	(47) 5	(48) 16	(49) 7	(50) 9

제48일

(1) 5	(2) 6	(3) 3	(4) 12	(5) 3
(6) 7	(7) 8	(8) 11	(9) 4	(10) 1
(11) 18	(12) 5	(13) 2	(14) 11	(15) 7
(16) 6	(17) 9	(18) 12	(19) 9	(20) 2
(21) 13	(22) 7	(23) 10	(24) 6	(25) 2
(26) 11	(27) 12	(28) 4	(29) 5	(30) 9
(31) 10	(32) 3	(33) 16	(34) 9	(35) 8
(36) 8	(37) 2	(38) 5	(39) 9	(40) 10
(41) 14	(42) 7	(43) 13	(44) 1	(45) 6
(46) 8	(47) 15	(48) 1	(49) 6	(50) 4

뇌팔팔요법 정답

제49일
(1) 4 (2) 5 (3) 11 (4) 4 (5) 4
(6) 13 (7) 1 (8) 10 (9) 6 (10) 2
(11) 14 (12) 8 (13) 11 (14) 7 (15) 8
(16) 7 (17) 18 (18) 3 (19) 5 (20) 6
(21) 9 (22) 12 (23) 2 (24) 7 (25) 5
(26) 10 (27) 8 (28) 1 (29) 15 (30) 9
(31) 6 (32) 14 (33) 3 (34) 9 (35) 12
(36) 5 (37) 2 (38) 4 (39) 8 (40) 13
(41) 9 (42) 7 (43) 8 (44) 11 (45) 10
(46) 8 (47) 5 (48) 7 (49) 2 (50) 16

제50일
(1) 5 (2) 2 (3) 6 (4) 11 (5) 7
(6) 3 (7) 12 (8) 0 (9) 7 (10) 13
(11) 6 (12) 9 (13) 14 (14) 16 (15) 8
(16) 8 (17) 6 (18) 15 (19) 4 (20) 3
(21) 3 (22) 9 (23) 10 (24) 1 (25) 10
(26) 3 (27) 7 (28) 12 (29) 2 (30) 2
(31) 8 (32) 17 (33) 8 (34) 1 (35) 11
(36) 10 (37) 5 (38) 6 (39) 9 (40) 4
(41) 12 (42) 9 (43) 6 (44) 7 (45) 5
(46) 15 (47) 9 (48) 8 (49) 13 (50) 8

제51일
(1) 1 (2) 11 (3) 6 (4) 3 (5) 13
(6) 1 (7) 4 (8) 8 (9) 10 (10) 1
(11) 7 (12) 12 (13) 6 (14) 6 (15) 14
(16) 9 (17) 16 (18) 4 (19) 8 (20) 2
(21) 7 (22) 11 (23) 5 (24) 9 (25) 8
(26) 10 (27) 9 (28) 9 (29) 1 (30) 11
(31) 17 (32) 3 (33) 6 (34) 7 (35) 7
(36) 10 (37) 5 (38) 9 (39) 14 (40) 4
(41) 4 (42) 13 (43) 4 (44) 0 (45) 7
(46) 15 (47) 5 (48) 12 (49) 2 (50) 9

제52일
(1) 15 (2) 5 (3) 9 (4) 4 (5) 13
(6) 12 (7) 9 (8) 9 (9) 1 (10) 10
(11) 5 (12) 3 (13) 3 (14) 7 (15) 16
(16) 8 (17) 8 (18) 14 (19) 7 (20) 11
(21) 6 (22) 6 (23) 8 (24) 2 (25) 3
(26) 2 (27) 10 (28) 18 (29) 2 (30) 9
(31) 8 (32) 9 (33) 11 (34) 4 (35) 13
(36) 8 (37) 7 (38) 9 (39) 5 (40) 12
(41) 5 (42) 14 (43) 7 (44) 1 (45) 10
(46) 8 (47) 6 (48) 6 (49) 3 (50) 11

제53일
(1) 1 (2) 1 (3) 9 (4) 5 (5) 11
(6) 6 (7) 14 (8) 4 (9) 7 (10) 12
(11) 9 (12) 15 (13) 2 (14) 4 (15) 4
(16) 10 (17) 16 (18) 7 (19) 5 (20) 7
(21) 8 (22) 13 (23) 9 (24) 2 (25) 10
(26) 14 (27) 2 (28) 4 (29) 3 (30) 15
(31) 9 (32) 12 (33) 6 (34) 5 (35) 5
(36) 4 (37) 11 (38) 10 (39) 8 (40) 1
(41) 8 (42) 13 (43) 7 (44) 7 (45) 3
(46) 7 (47) 17 (48) 9 (49) 6 (50) 4

제54일
(1) 11 (2) 7 (3) 1 (4) 17 (5) 2
(6) 6 (7) 12 (8) 3 (9) 6 (10) 9
(11) 11 (12) 4 (13) 4 (14) 7 (15) 9
(16) 13 (17) 8 (18) 8 (19) 10 (20) 9
(21) 3 (22) 8 (23) 0 (24) 14 (25) 6
(26) 10 (27) 12 (28) 3 (29) 8 (30) 11
(31) 7 (32) 3 (33) 5 (34) 6 (35) 2
(36) 9 (37) 12 (38) 8 (39) 1 (40) 16
(41) 5 (42) 6 (43) 15 (44) 3 (45) 9
(46) 10 (47) 5 (48) 9 (49) 13 (50) 8

제55일
(1) 5 (2) 6 (3) 11 (4) 1 (5) 8
(6) 14 (7) 12 (8) 2 (9) 6 (10) 9
(11) 4 (12) 10 (13) 3 (14) 6 (15) 3
(16) 13 (17) 7 (18) 9 (19) 11 (20) 6
(21) 16 (22) 5 (23) 8 (24) 1 (25) 5
(26) 10 (27) 2 (28) 12 (29) 9 (30) 8
(31) 11 (32) 6 (33) 13 (34) 9 (35) 4
(36) 14 (37) 7 (38) 7 (39) 5 (40) 0
(41) 7 (42) 10 (43) 4 (44) 3 (45) 7
(46) 15 (47) 9 (48) 18 (49) 8 (50) 1

제56일
(1) 11 (2) 4 (3) 12 (4) 1 (5) 5
(6) 10 (7) 5 (8) 7 (9) 8 (10) 1
(11) 8 (12) 15 (13) 6 (14) 8 (15) 2
(16) 13 (17) 9 (18) 9 (19) 12 (20) 5
(21) 17 (22) 9 (23) 7 (24) 3 (25) 3
(26) 5 (27) 11 (28) 8 (29) 6 (30) 2
(31) 10 (32) 14 (33) 2 (34) 6 (35) 6
(36) 9 (37) 16 (38) 4 (39) 15 (40) 3
(41) 9 (42) 8 (43) 12 (44) 7 (45) 1
(46) 10 (47) 7 (48) 13 (49) 6 (50) 5

제57일
(1) 1 (2) 12 (3) 9 (4) 7 (5) 7
(6) 11 (7) 3 (8) 14 (9) 2 (10) 8
(11) 10 (12) 8 (13) 4 (14) 6 (15) 13
(16) 6 (17) 9 (18) 9 (19) 15 (20) 5
(21) 4 (22) 4 (23) 2 (24) 16 (25) 8
(26) 4 (27) 1 (28) 11 (29) 10 (30) 5
(31) 6 (32) 14 (33) 8 (34) 11 (35) 10
(36) 2 (37) 3 (38) 7 (39) 9 (40) 12
(41) 4 (42) 3 (43) 6 (44) 7 (45) 13
(46) 8 (47) 9 (48) 5 (49) 17 (50) 7

제58일
(1) 7 (2) 4 (3) 6 (4) 14 (5) 10
(6) 5 (7) 6 (8) 12 (9) 9 (10) 2
(11) 7 (12) 13 (13) 0 (14) 11 (15) 8
(16) 2 (17) 18 (18) 8 (19) 6 (20) 11
(21) 3 (22) 5 (23) 9 (24) 1 (25) 1
(26) 6 (27) 10 (28) 8 (29) 8 (30) 11
(31) 8 (32) 3 (33) 13 (34) 2 (35) 9
(36) 9 (37) 10 (38) 4 (39) 5 (40) 9
(41) 8 (42) 15 (43) 5 (44) 12 (45) 8
(46) 7 (47) 16 (48) 3 (49) 14 (50) 5

제59일
(1) 4 (2) 5 (3) 12 (4) 7 (5) 9
(6) 10 (7) 3 (8) 16 (9) 1 (10) 2
(11) 11 (12) 9 (13) 14 (14) 2 (15) 5
(16) 15 (17) 6 (18) 8 (19) 8 (20) 1
(21) 13 (22) 3 (23) 5 (24) 4 (25) 8
(26) 11 (27) 0 (28) 9 (29) 13 (30) 9
(31) 8 (32) 7 (33) 10 (34) 7 (35) 5
(36) 12 (37) 7 (38) 11 (39) 6 (40) 1
(41) 4 (42) 9 (43) 10 (44) 2 (45) 7
(46) 3 (47) 6 (48) 4 (49) 14 (50) 17

제60일
(1) 9 (2) 7 (3) 11 (4) 1 (5) 13
(6) 6 (7) 6 (8) 8 (9) 12 (10) 6
(11) 8 (12) 8 (13) 2 (14) 9 (15) 10
(16) 9 (17) 7 (18) 12 (19) 7 (20) 5
(21) 4 (22) 15 (23) 17 (24) 3 (25) 1
(26) 10 (27) 3 (28) 6 (29) 6 (30) 3
(31) 11 (32) 4 (33) 9 (34) 8 (35) 12
(36) 2 (37) 7 (38) 5 (39) 15 (40) 7
(41) 10 (42) 4 (43) 13 (44) 4 (45) 6
(46) 2 (47) 14 (48) 16 (49) 5 (50) 9

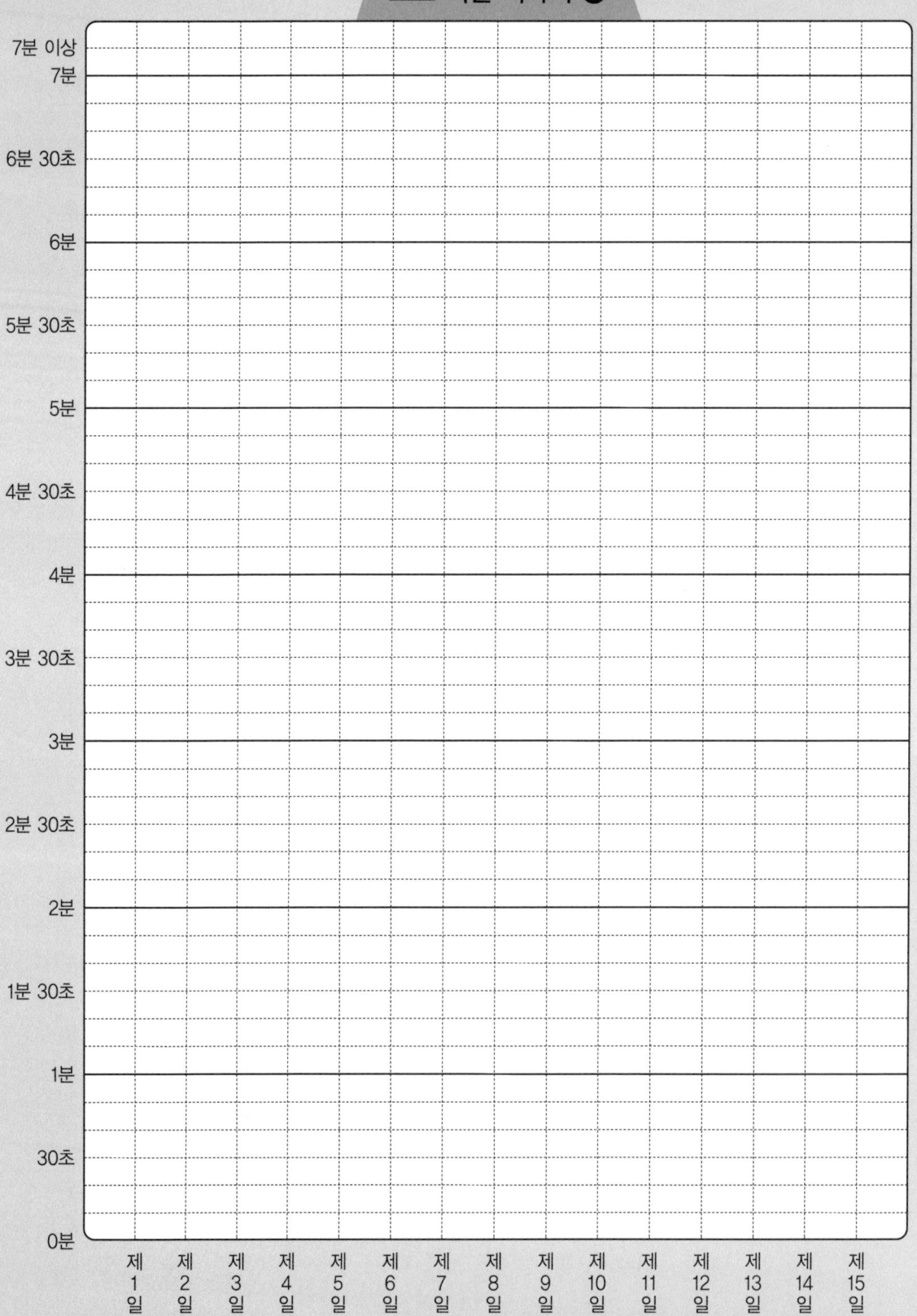

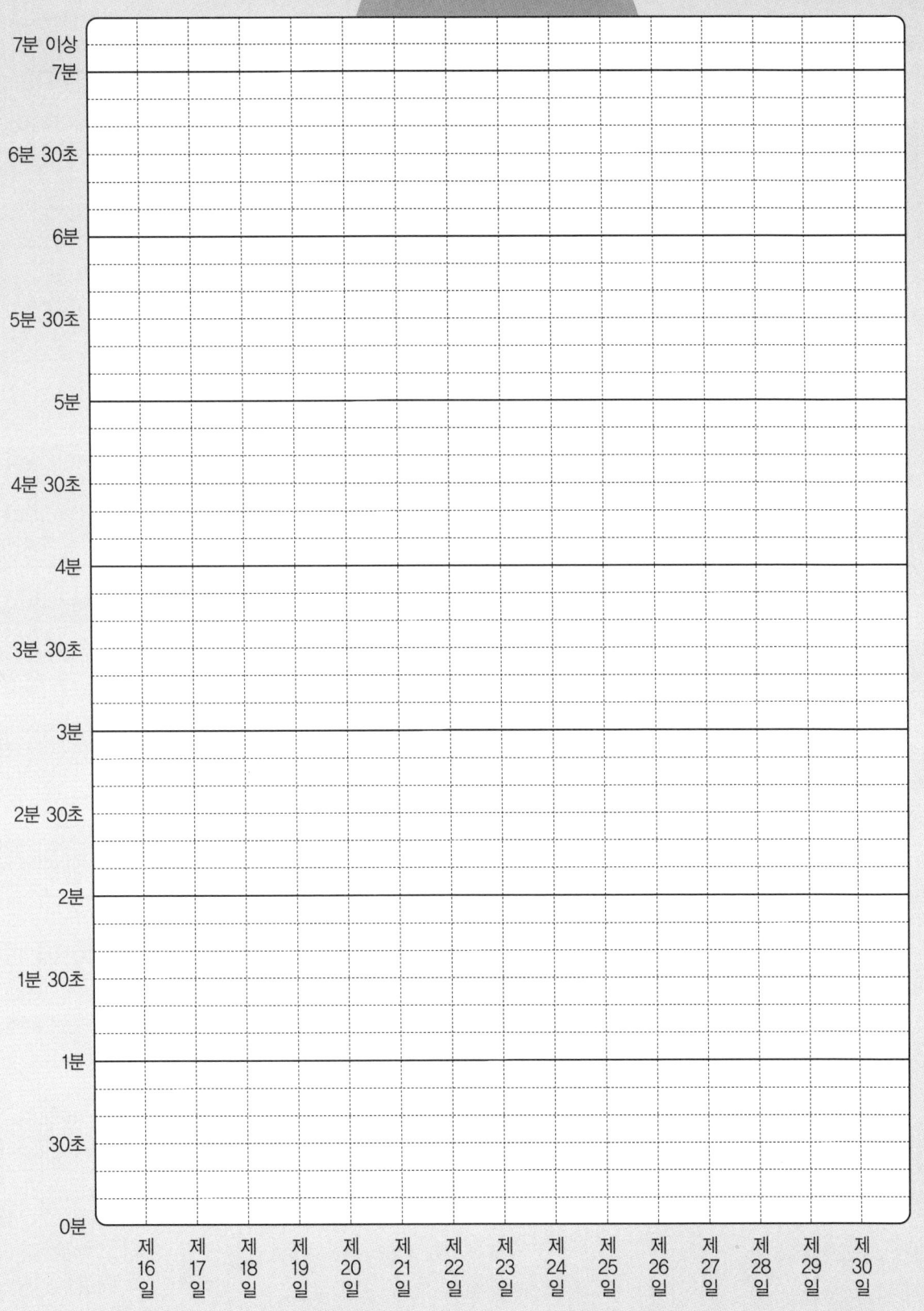

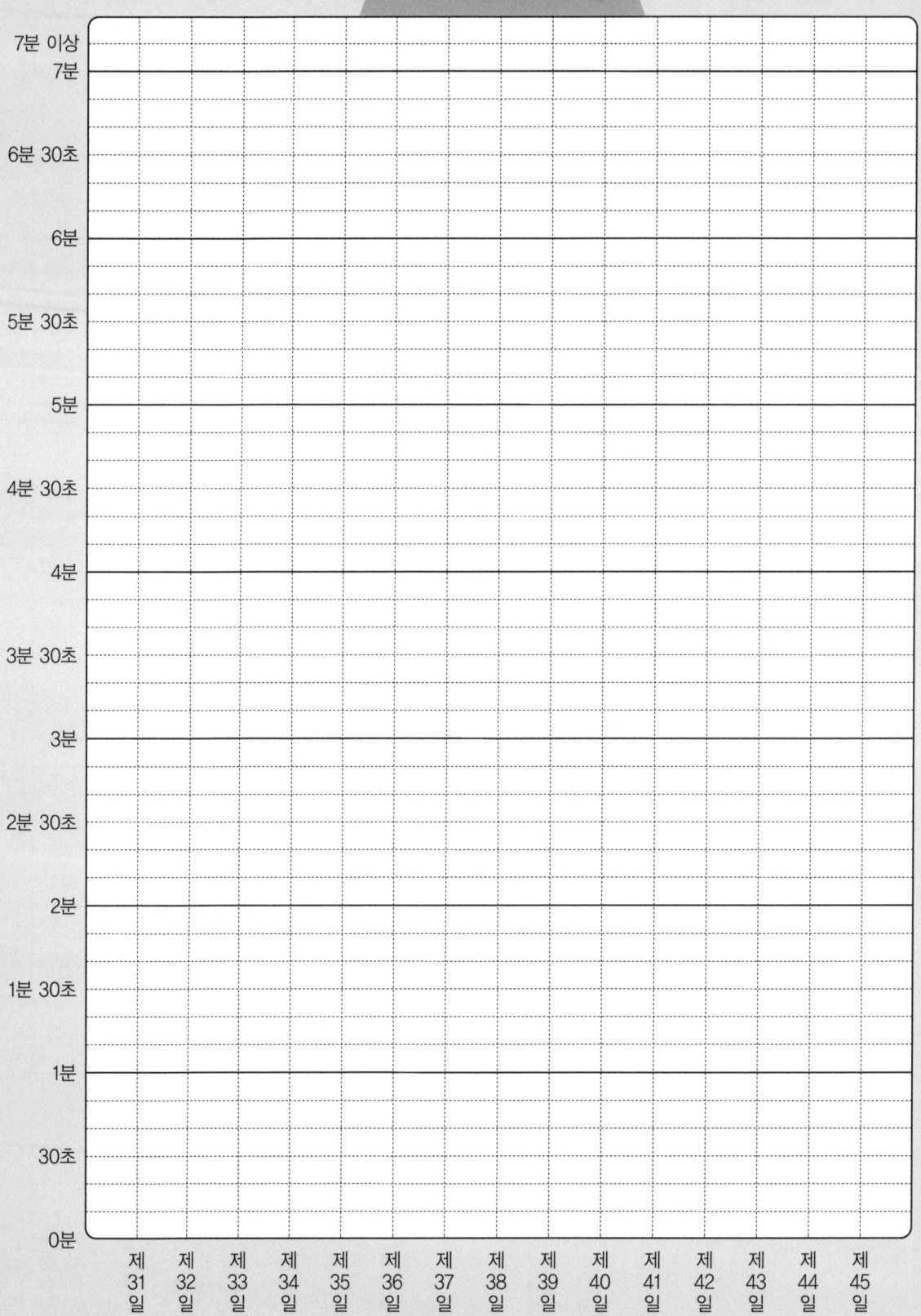

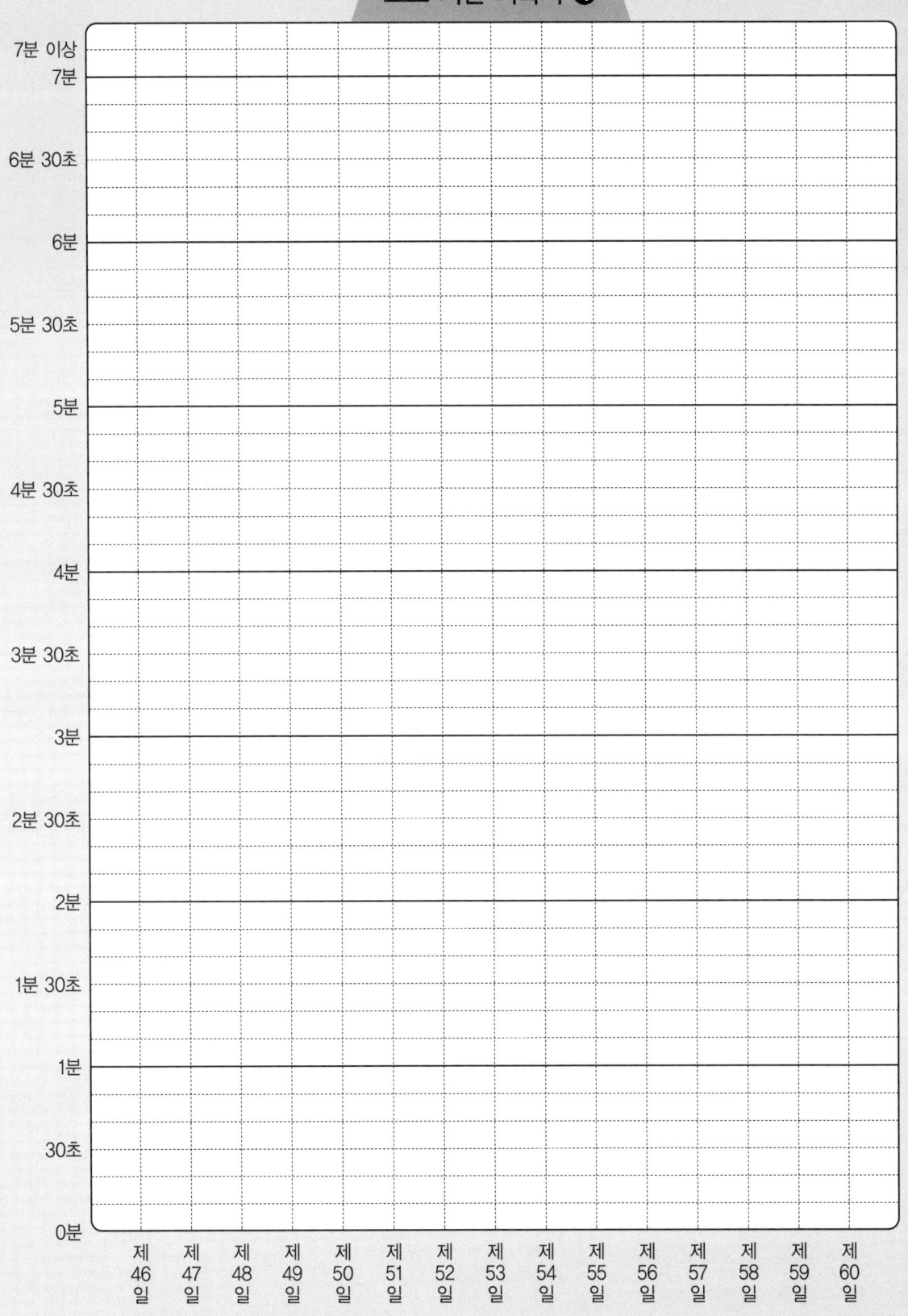

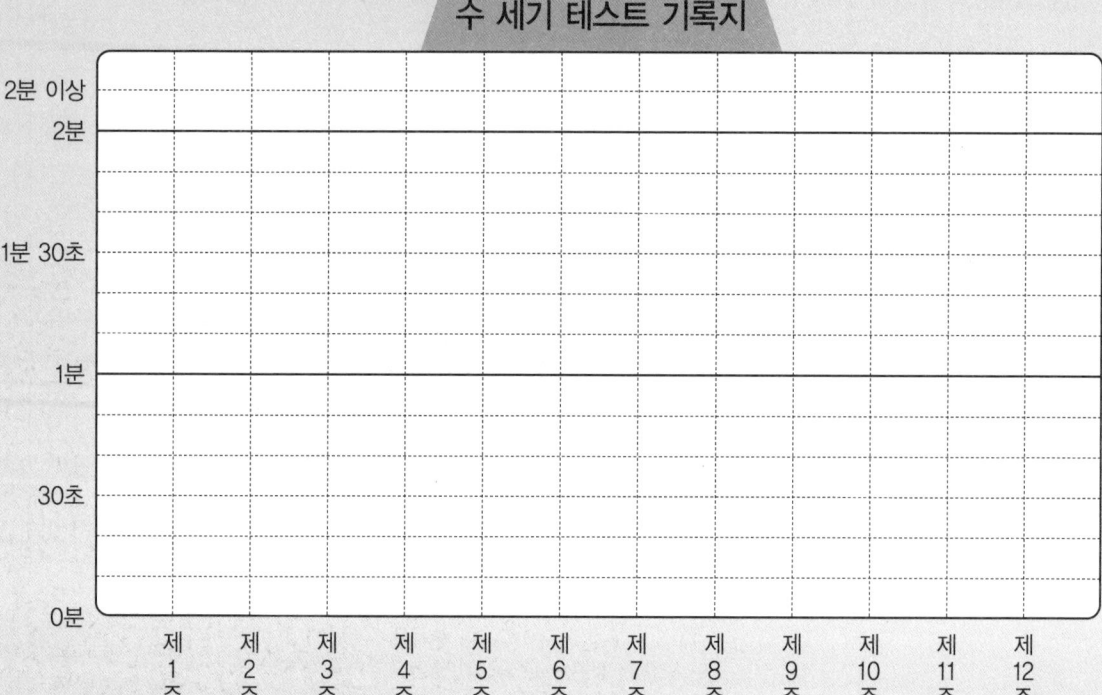

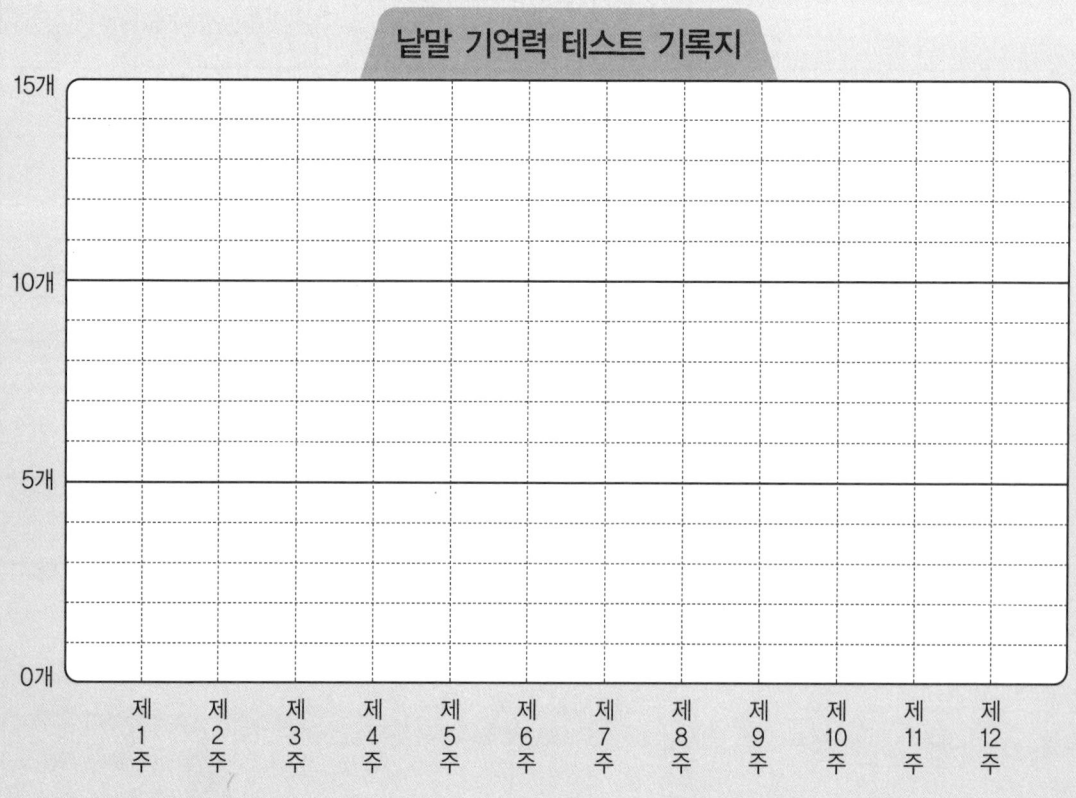